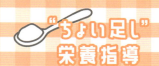

"ちょい足し"
栄養指導

患者に話したくなる 「食物繊維・腸内環境」のすべて

吉田貞夫 著
ちゅうざん病院副院長／
沖縄大学健康栄養学部客員教授／
金城大学客員教授

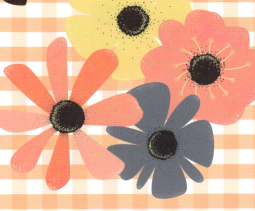

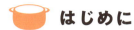

はじめに

　この書籍は『"ちょい足し"栄養指導』シリーズの第2作です。前回の『患者に話したくなる「たんぱく質」のすべて』は、管理栄養士のみなさんはもとより、医療・介護職のみなさんから一般のかたまで、幅広いかたがたにご好評をいただきました。前作をもとに、一般のかた向けの写真誌もできたくらいです。

　しかしながら、執筆は本当にたいへんでした。そのため、正直なところ「しばらく、本の仕事はやめておこう……」と思っていました。ところが、『「たんぱく質」のすべて』が出るやいなや、メディカ出版のかたから「ぜひ第2作も！」とご依頼をいただきました。お引き受けすべきかどうか、とても悩みました。どんなテーマなら書けるだろうかと考えてみました。食物繊維に関しては、これまで幾度となく講演で取り上げていましたので、ある程度書けそうな気がしました。しかし、食物繊維だけで1冊の書籍を仕上げる自信はありませんでした。

　そこで、今回の書籍では、「食物繊維」と、腸内フローラ、プロバイオティクスなどの「腸内環境」の内容で1冊に仕上げることにしました。この分野は日々進歩しており、次々と新しい知見が報告されています。

　今回の内容を概観すると、「食物繊維」「腸内環境」の分野では、食品にしろ菌株にしろ、あまりに種類が多すぎ、複雑で、要因から結果に至るプロセスが十分解明されていない部分が多いことに気づきました。このあたりが「たんぱく質」とは大きく違う点です。『「たんぱく質」のすべて』は、「このようなメカニズムで効果を発揮する」という図をいくつも書きましたが、「食物繊維」「腸内環境」の分野では、要因と結果の間が「ブラックボックス」の場合も多く、その間に何がどう作用しているかがはっきりせず、最終的に、入口と出口の状況しか書けないのです。そのため、この書籍では、コホート研究や症例対照研究のメタ解析結果などをご紹介する部分が多くなっています。こうしたデータの見方も紹介しています。ぜひ、メタ解析で得られたエビデンスを用いた栄養指導にも慣れていただけたらありがたいです。

2025年1月

ちゅうざん病院副院長／
沖縄大学健康栄養学部客員教授／
金城大学客員教授
吉田貞夫

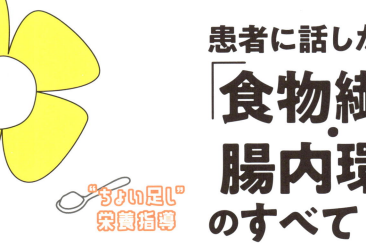

患者に話したくなる「食物繊維・腸内環境」のすべて

"ちょい足し"栄養指導

Contents

はじめに ……………………………………………………………………… 3
本書で使用しているおもな略語一覧 ……………………………………… 7

第1章 食物繊維・腸内環境の基本を知ろう

1 食物繊維って？ ………………………………………………………… 10
2 食物繊維はエネルギーにならないの？ ……………………………… 15
3 食物繊維の種類 ………………………………………………………… 18
4 食物繊維の水溶性・不溶性・発酵性って？ ………………………… 25
5 食物繊維は血糖上昇を抑制する？ …………………………………… 28
6 食物繊維は血清LDLコレステロールや中性脂肪の濃度を
　低下させる？ …………………………………………………………… 32
7 腐敗と発酵？善玉と悪玉？腸内細菌研究のはじまりの物語 …… 36
8 脳腸相関ってどのようなもの？ ……………………………………… 42

Column

食物繊維のとらえかたの変化 ……………………………………………… 24

第2章 食物繊維のとりかた・腸内環境のととのえかたを知ろう

1 食物繊維が不足すると…… ………………………………………… 50
2 食物繊維は、とればとるほどよいの？ …………………………… 56
3 食物繊維を効率よく摂取したい …………………………………… 61
4 食物繊維を摂取するとよいタイミングがあるの？ ……………… 65
5 プロバイオティクス、プレバイオティクス、
　シンバイオティクスとは …………………………………………… 68
6 便移植って、まさか……？ ………………………………………… 74
7 スゴいゾ！ 地中海式ダイエット …………………………………… 78
8 統計的データの見方 ………………………………………………… 84

Column

近年ウワサの酪酸菌って？ ………………………………………………… 55

第3章 栄養指導に生かす食物繊維・腸内環境のアレコレ

1 2型糖尿病と食物繊維・腸内環境 ………………………………… 90
2 高血圧症と食物繊維・腸内環境 …………………………………… 102
3 脳心血管疾患の予防と食物繊維・腸内環境 ……………………… 109

4	心不全と食物繊維・腸内環境	112
5	大腸がん予防と食物繊維・腸内環境	115
6	さまざまながんの予防と食物繊維・腸内環境	119
7	肥満防止と食物繊維・腸内環境	127
8	パーキンソン病と食物繊維・腸内環境	131
9	認知症と食物繊維・腸内環境	135
10	便秘と食物繊維・腸内環境	139
11	下痢と食物繊維・腸内環境	145
12	抗菌薬とプロバイオティクス	151
13	経腸栄養中の症例の下痢と食物繊維	156
14	SIBOって？	161

Column

フェルラ酸って知ってました？ ……………………………………… 138

索引 …………………………………………………………………… 166
図表索引 ……………………………………………………………… 169
資料ダウンロード方法 ……………………………………………… 172
著者紹介 ……………………………………………………………… 174

本書で使用しているおもな略語一覧

AAD	antibiotic-associated diarrhea	抗菌薬関連下痢症
ACTH	adrenocorticotropic hormone	副腎皮質刺激ホルモン
ADL	activities of daily living	日常生活動作
AGEs	advanced glycation endproducts	終末糖化産物
AMP	antimicrobial peptide	抗菌ペプチド
BPSD	behavioral and psychological symptoms of dementia	行動心理症状
CAC	Codex Alimentarius Commission	国際食品規格委員会
CDI	C. difficile infection	C. difficile 感染症
CGM	continuous glucose monitoring	持続血糖測定
CIN	cervical intraepithelial neoplasia	子宮頸部上皮内がん
CIPO	chronic intestinal pseudo-obstruction	慢性偽性腸閉塞症
CKD	chronic kidney disease	慢性腎臓病
CRH	corticotrophin-releasing hormone	副腎皮質刺激ホルモン放出ホルモン
DASH	Dietary Approaches to Stop Hypertension	
DNA	deoxyribonucleic acid	デオキシリボ核酸
EC	enterochromaffin cell	クロム親和性細胞
ENS	enteric nervous system	腸管神経系
EV	extracellular vesicle	細胞外小胞
FAO	Food and Agricultural Organization of the United Nations	国連食糧農業機関
FMT	fecal microbiota transplantation	便移植
GABA	gamma-aminobutylic acid	γ-アミノ酪酸
GLP	glucagon-like peptide	グルカゴン様ペプチド
GPR	G-protein-coupled receptor	
HFpEF	heart failure with preserved ejection fraction	LVEF の保たれた心不全
HFrEF	heart failure with reduced ejection fraction	LVEF の低下した心不全
HIV	human immunodeficiency virus	ヒト免疫不全ウイルス
HPV	human papillomavirus	ヒトパピローマウイルス

HR	hazard ratio	ハザード比
IBS	irritable bowel syndrome	過敏性腸症候群
ICU	intensive care unit	集中治療室
I-FABP	intestinal fatty acid-binding protein	腸管由来脂肪酸結合たんぱく
IGF-1	insulin-like growth factor-1	インスリン様成長因子-1
ISAPP	International Scientific Association for Probiotics and Prebiotics　国際プロバイオティクス・プレバイオティクス科学協会	
LPS	lipopolysaccharide	リポ多糖
MAMP	microbe associated molecular pattern	
MCI	mild cognitive impairment	軽度認知障害
MIND	Mediterranean-Dietary Approaches to Stop Hypertension Intervention for Neurodegenerative Delay	
MMSE	Mini-Mental State Examination	ミニメンタルステート検査
NGF	nerve growth factor	神経細胞成長因子
NSAIDs	non-steroidal anti-inflammatory drugs	非ステロイド性抗炎症薬
OR	odds ratio	オッズ比
PAMP	pathogen associated molecular pattern	
PDCAAS	protein digestibility-corrected amino acid score	アミノ酸スコア
PHGG	partially hydrolyzed guar gum	グアーガム加水分解物
PPAR γ	peroxisome proliferator-activated receptors γ	
QOL	quality of life	生活の質
RCT	randomized controlled trial	ランダム化比較試験
RNA	ribonucleic acid	リボ核酸
RTH	ready to hang	
SCFA	short-chain fatty acids	短鎖脂肪酸
SIBO	small intestinal bacterial overgrowth	小腸細菌異常増殖症
TG	triglyceride	トリグリセリド
WHO	World Health Organization	世界保健機関

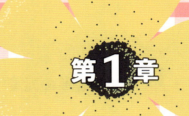

第1章

食物繊維・腸内環境の基本を知ろう

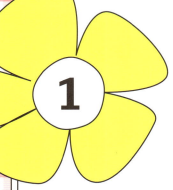

1 食物繊維って？

食物繊維の定義

みなさんは、食物繊維の定義をはっきりといえるでしょうか？「食べものに入っている繊維のこと？」「野菜のスジの部分？」「このドリンク、食物繊維配合って書いてあるけれど、透明で、何か入ってるようにみえないんだけれど……？」、一般の人からは、こんな疑問の声が聞こえてくるかもしれません。

食物繊維とは、「ヒトの消化酵素で消化できない食物中の物質の総称」です。「日本人の食事摂取基準（2025年版）」[1]では、炭水化物のなかで、消化しにくいものを食物繊維として取り扱っています。したがって、分子量が大きいもの、小さいものがあり、構造や構成する成分もさまざまです。

食物繊維って、野菜のスジの部分のこと？

このドリンク、食物繊維配合って書いてあるけれど、透明で、何か入ってるようにみえないんだけれど……？

食物繊維とは、「ヒトの消化酵素で消化できない食物中の物質の総称」です

● 炭水化物　　糖質（ヒトの消化酵素で消化できる易消化性炭水化物）
　　　　　　　食物繊維（ヒトの消化酵素で消化できない難消化性炭水化物）

2 消化できるものとできないもの

では、「ヒトの消化酵素で消化できない」とは、どういうことでしょうか？

ここで、食物繊維ではない「消化できる」成分の代表、でんぷんを例として考えてみましょう（図1）。でんぷんが、じゃがいも、とうもろこし、くずなどに含まれていることは

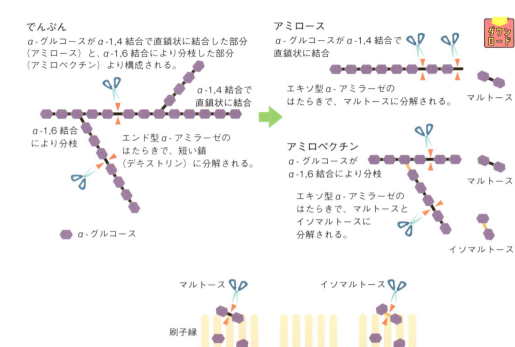

図1 でんぷんの消化

　ご存じですね。小学校の実験で、ヨード液をかけて青紫色になったのを覚えていると思います。

　でんぷんは、α-グルコース（ブドウ糖）がα-1,4結合で直鎖状に結合した部分（アミロース）と、α-1,6結合により分枝した部分（アミロペクチン）より構成される高分子化合物です。

　でんぷんは、まず、エンド型α-アミラーゼのはたらきで短い鎖（デキストリン）に分解されます。続いて、エキソ型α-アミラーゼのはたらきで、直鎖部分はマルトースに、アミロペクチンの分岐部分はイソマルトースに分解されます。エキソ型の酵素は、鎖の端から細かく分解するはたらきがあります。エンド型の酵素とエキソ型の酵素がはたらくことにより効率よく分解が行われるのは、たんぱく質の分解のしくみと同じです[2]。

　エキソ型α-アミラーゼによってできたマルトース、イソマルトースなどの二糖類は、小

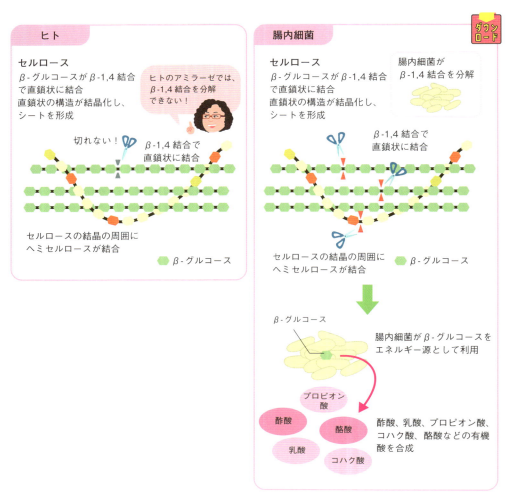

図2 セルロースの構造と腸内細菌による分解

腸上皮細胞の刷子縁にあるマルターゼ、イソマルターゼにより分解され、α-グルコースとなり、細胞内に吸収されます。

　これに対して、ヒトの消化酵素で消化できないセルロースは、β-グルコースがβ-1,4結合で直鎖状に結合した高分子化合物で、直鎖状の繊維が結晶化し、シートを形成します。食物繊維に含まれるセルロースは、シート状の結晶の周囲にヘミセルロースが結合し、さらに消化されにくい構造となっています（図2）。

　ヒトのアミラーゼではβ-1,4結合を分解できないため、自力ではセルロースを消化することはできません。セルロースは、腸管内に生息する腸内細菌によって分解され、分解で生じたβ-グルコースは、腸内細菌の活動のエネルギー源として利用されます。一部の腸内細菌は、酢酸、乳酸、プロピオン酸、コハク酸、酪酸などの有機酸を産生します。じつは、この有機酸が、腸のはたらきや健康維持に重要な役割をもっているのです。それぞれ

表 腸内細菌による有機酸の産生（文献3〜5を参考に作成）

菌種	蟻酸	酢酸	乳酸	コハク酸	プロピオン酸	酪酸
ビフィズス菌	大多数の菌が産生	大多数の菌が産生	大多数の菌が産生			
バクテロイデス		大多数の菌が産生	一部の菌が産生→プロピオン酸に変換	大多数の菌が産生→プロピオン酸に変換	大多数の菌が産生	一部の菌が産生
ユーバクテリウム	一部の菌が産生	大多数の菌が産生	一部の菌が産生→酪酸に変換			大多数の菌が産生
クロストリジウム		大多数の菌が産生	一部の菌が産生→酪酸、プロピオン酸に変換		一部の菌が産生	大多数の菌が産生
嫌気性グラム陽性球菌（ファーミキューティスなど）		大多数の菌が産生	一部の菌が産生	一部の菌が産生		大多数の菌が産生

> 腸内細菌の種類により、産生される有機酸は異なります

の重要な役割については、この後くわしくご紹介します。

　ところで最近、『短鎖脂肪酸』という言葉をよく聞きますね。短鎖脂肪酸は、腸内細菌によってつくられる有機酸とほぼ同じものを指しています。

> 腸内細菌は、酢酸、乳酸、プロピオン酸、コハク酸、酪酸などの有機酸を合成します。最近、『短鎖脂肪酸』という言葉をよく聞きますね

3 腸内細菌による有機酸の産生

　腸内細菌の種類によって、産生される有機酸の種類が異なることが知られています（表）[3〜5]。ビフィズス菌の仲間は、おもに蟻酸、酢酸、乳酸を産生します。腸内細菌の多くを占めるバクテロイデスの仲間は、おもに酢酸、コハク酸、プロピオン酸を産生します。

ユーバクテリウムやクロストリジウムの仲間は、おもに酢酸、酪酸を産生します。なかでも酪酸産生能の高いミヤイリ菌（*Clostridium butyricum* MIYAIRI 588）は、薬剤やサプリメントとして使用されています。バクテロイデスと並んで腸内細菌の多くを占めるファーミキューティスなどの嫌気性グラム陽性球菌の仲間も、おもに酢酸と酪酸を産生します。近年、長寿者の多い京都府京丹後市の住民の腸内には、酪酸を産生するファーミキューティス門の菌が多いという研究結果が報告され、話題となっています[5]。これについては後ほどご紹介します（コラム［55ページ］参照）。

＊　＊　＊

　ヒトの消化酵素で消化できないものの、腸内細菌の力で分解され、私たちの体にとって重要な役割をもつ物質をつくるはたらきもある食物繊維、全体像がみえてきたでしょうか？　本書では、食物繊維のもつ驚異のパワーと、奥深い魅力をご紹介していきたいと思います。

引用・参考文献

1) 厚生労働省．「日本人の食事摂取基準（2025年版）」策定検討会報告書．（https://www.mhlw.go.jp/stf/newpage_44138.html）．
2) 吉田貞夫．患者に話したくなる「たんぱく質」のすべて．大阪，メディカ出版，2024, 128p.
3) 渡部恂子．腸内糖代謝と腸内細菌．腸内細菌学雑誌. 19（3），2005, 169-77.
4) Kaneko, T. et al. Growth stimulator for bifidobacteria produced by Propionibacterium freudenreichii and several intestinal bacteria. J. Dairy Sci. 77（2），1994, 393-404.
5) Macfarlane, S. et al. Regulation of short-chain fatty acid production. Proc. Nutr. Soc. 62（1）：2003, 67-72.
6) Naito, Y. et al. Gut microbiota differences in elderly subjects between rural city Kyotango and urban city Kyoto : an age-gender-matched study. J. Clin. Biochem. Nutr. 65（2），2019, 125-31.

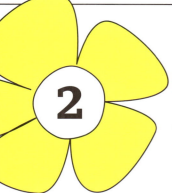

2 食物繊維はエネルギーにならないの？

1 食物繊維由来の短鎖脂肪酸はエネルギーになる？

　水溶性発酵性食物繊維は、腸内細菌により分解され、酢酸、プロピオン酸、酪酸などの短鎖脂肪酸（SCFA）を産生します。

　短鎖脂肪酸の一部は、消化管から吸収され代謝されると考えられます。腸管で吸収された酢酸は、門脈を経て肝臓ですみやかに代謝されるといわれています。そのほかの短鎖脂肪酸も同様に、門脈を経て肝臓に運ばれ代謝されると考えられますが、食物繊維由来の短鎖脂肪酸のうち、どの程度が大腸粘膜のエネルギー源として利用され、どの程度が肝臓で代謝されるのかなどについては、わからない部分が多いようです。

2 わが国での取り扱われ方は？

　「日本人の食事摂取基準（2025年版）」では、食物繊維由来の短鎖脂肪酸がどの程度エネルギー産生に関与するかは一定ではないとし、食物繊維1gあたり0〜2kcalと幅をもたせて記載しています[1]。「日本食品標準成分表2020年版（八訂）」[2]では、これまでの研究データ[3]を参考に、食物繊維は2kcal/gのエネルギーを産生するとして計算が行われています。

　食物繊維からどのくらいのエネルギーが産生されるかについては、さまざまな研究が行われていますが[4]、食物繊維によって腸内細菌により分解される割合が異なること、腸内環境によって産生される短鎖脂肪酸の割合も異なることもあり、今後も取り扱い方が変わる可能性があります。消費者庁では、図のような基準でエネルギー換算係数を定めていましたが、2018年、エネルギー換算係数の見直しを行い、『難消化性糖質及び食物繊維のエネルギー換算係数の見直し等に関する調査・検証事業報告書』が作成されました[5]。この報告書では、ヒトが分解することができない物質の代表とされるセルロースも、「発酵性を有する。関与する腸内細菌も特定されている」とされ、1kcal/gのエネルギー換算係数が提案されているほか、不溶性食物繊維として扱われるサイリウム（オオバコ）種皮に関しても、1kcal/gのエネルギー換算係数が提案されています。

　エネルギー換算係数がいかほどであれ、1日あたりの食物繊維の摂取量は、おおよそ

①個別にエネルギー換算係数が決められている成分は以下のとおり。

素材名	エネルギー換算係数（kcal/g）
寒天	0
キサンタンガム	0
サイリウム種皮	0
ジュランガム	0
セルロース※	0
低分子アルギン酸ナトリウム	0
ポリデキストロース	0
アラビアガム	1
難消化性デキストリン	1
ビートファイバー	1
グァーガム（グァーフラワー、グァルガム）	2
グァーガム酵素分解物	2
小麦胚芽	2
湿熱処理でんぷん（難消化性でんぷん）	2
水溶性大豆食物繊維（WSSF）	2
タマリンドシードガム	2
プルラン	2

② ①に係数が定められていない場合は、以下 1）～3）に示す考え方に従う。
　1）大腸に到達して完全に発酵されるものは 2kcal/g とする。
　2）発酵分解を受けない食物繊維は、原則として 0kcal/g とする。
　3）発酵分解率があきらかな食物繊維については、以下による。
　　　発酵分解率が 25％未満のもの：0kcal/g
　　　発酵分解率が 25％以上 75％未満のもの：1kcal/g
　　　発酵分解率が 75％以上のもの：2kal/g

③ ①または②に該当しない素材は、2kcal/g とする。

※見直し後、セルロースは、発酵に関与する腸内細菌も特定され、
　1kcal/g のエネルギー換算係数が提案された。

図 **食物繊維のエネルギー換算係数**（文献 5 より引用・改変、値は見直し前のもの）

20g 前後です。2kcal/g とすれば 40kcal/ 日、不溶性食物繊維を多く摂取して 1kcal/g としても 20kcal/ 日で、全体のエネルギー摂取量からみれば、1～3％にも満たない量です。20～40kcal/ 日のエネルギー量の増加は、気にするほどの量ではありません。したがって、エネルギー摂取量の増加を心配することなく、安心して食物繊維を摂取してもらいたいと思います。

引用・参考文献

1) 厚生労働省.「日本人の食事摂取基準（2025年版）」策定検討会報告書.（https://www.mhlw.go.jp/stf/newpage_44138.html）.
2) 文部科学省. 日本食品標準成分表2020年版（八訂）.（https://www.mext.go.jp/a_menu/syokuhinseibun/mext_01110.html）.
3) 奥恒行ほか. 各種食物繊維素材のエネルギーの推算値. 日本食物繊維研究会誌. 6（2）, 2002, 81-6.
4) Oku, T. et al. Evaluation of the relative available energy of several dietary fiber preparations using breath hydrogen evolution in healthy humans. J. Nutr. Sci. Vitaminol（Tokyo）. 60（4）, 2014, 246-54.
5) 消費者庁. 難消化性糖質及び食物繊維のエネルギー換算係数の見直し等に関する調査・検証事業報告書. 令和2年4月.（https://www.caa.go.jp/policies/policy/food_labeling/information/research/2019/pdf/food_labeling_cms206_200424_02-2.pdf）.

3 食物繊維の種類

 1 食物繊維の種類はさまざま

ひとくちに食物繊維といっても、構成する成分や分子量が多岐にわたり、複雑で、さまざまな種類があります（表1、表2）。食物繊維は、糖が重合した多糖類と、フェノール化合物やグルコサミンを含む多糖類以外のものに分類することができます。

表1 食物繊維の種類

多糖類
●セルロース（植物の細胞壁の主成分で、β-グルコースがグリコシド結合によって直鎖状に重合したもの、シート状の構造）
●ヘミセルロース（植物の細胞壁に含まれる水に不溶性の多糖類で、セルロース以外のものの総称）   →グルコマンナン（グルコースとマンノースがおよそ2：3の割合でβ-1,4-グリコシド結合したもの）   →キシラン（β-1,4結合したキシロース主鎖に側鎖が結合したもの）。例：アラビノキシラン（β-1,4キシラン主鎖にα-1,2またはα-1,3結合でアラビノースが側鎖として結合）
●側鎖のある多糖類（ガム）   →グアーガム   →アラビアガム
●ペクチン（ガラクツロン酸がα-1,4結合したもの。不溶性と水溶性のものがある）
●カラギーナン（D-ガラクトースがα-1,3結合またはβ-1,4結合を交互にくり返した構造で、ダブルヘリックスを形成、硫酸基をもつ）
●アルギン酸（β-D-マンヌロン酸とα-L-グルロン酸が1,4結合した直線状のポリマー）
●難消化性でんぷん（レジスタントスターチ）（でんぷんのなかでセルロースに包まれている、アミロースの含有量が多いなどの理由で、消化されないもの）
●難消化性デキストリン（トウモロコシでんぷんなどを化学処理、加水分解してつくられる食物繊維。難消化性でんぷんより分子量が小さい）
●難消化性オリゴ糖（短い糖鎖で、乳糖果糖オリゴ糖など消化されにくいもの）
●イヌリン（スクロース［しょ糖］の果糖残基に果糖がβ-2,1結合で直鎖状に重合した多糖類で、果糖が3〜5個重合したものはフラクトオリゴ糖）
多糖類以外の食物繊維
●リグニン（高分子フェノール化合物で、三次元網目構造を形成）
●キチン（直鎖型のムコ多糖、窒素を含む）
●キトサン（キチンのアセチル基が取り除かれたもの［D-グルコサミンが直鎖状に重合したもの］）

表2 食物繊維を含む食材

セルロース	根菜、いも類、きのこ、豆類、海藻など
グルコマンナン	こんにゃく
アラビノキシラン	全粒穀類、小麦ふすま、ライ麦、とうもろこし
グアガム	グァー豆
アラビアガム	樹液
ペクチン	りんご、バナナ、いちご、かき、さくらんぼ、もも、柑橘類などのくだもの、キャベツ、だいこんなどの野菜
カラギーナン	海藻
アルギン酸	海藻
難消化性でんぷん	ゆで小豆、冷凍グリンピースなど加熱調理したもの、加熱後冷えたじゃがいも、ながいも、じねんじょ、コーンフレーク
難消化性デキストリン	化学合成
難消化性オリゴ糖	化学合成、大豆、じゃがいも、とうもろこし、てんさい
イヌリン	キクイモ、チコリ、にんにく、たまねぎ、ごぼう、にら
フラクトオリゴ糖	にんにく、たまねぎ、ごぼう、バナナ、はちみつ
リグニン	いちご、ラズベリー、洋なし、カカオ豆、大豆
キチン	甲殻類（かに、えびなど）、いか、貝類、きのこ
キトサン	化学合成、真菌（ケカビの仲間）の細胞壁

2 多糖類

多糖類の代表はセルロースです（図1）。セルロースは、β-グルコースが直鎖状に重合したもので、シート状の構造をもちます。細胞壁に含まれる不溶性食物繊維のうち、セルロース以外の不溶性の多糖類がヘミセルロースです。ヘミセルロースには、グルコマンナン、キシランなど、さまざまな種類があります（図2）。シラカバから抽出されたキシランを分解、還元するとキシリトールが生成されます。

側鎖のある多糖類を総称してガムといいます。ガムにも、側鎖が短いもの、長いものがあり（図3）、原材料の違いからグアガム、タマリンドシードガム、アラビアガムなど多種多様のものがあります。

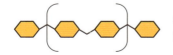

植物の細胞壁の主成分で、β-グルコースがグリコシド結合によって直鎖状に重合したもの

図1 セルロース

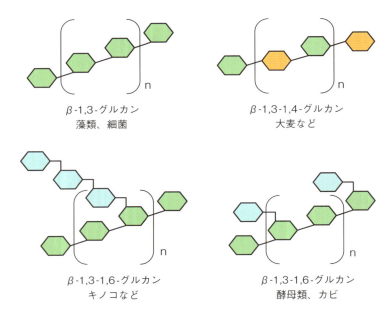

図2 セルロース以外のβグルカン

　ガラクツロン酸が重合したものがペクチンです（図4）。くだものに多く含まれることが知られています（表2）。ペクチンは、糖類と酸を混合して加熱すると、ゲル化する性質をもっています。ジャムをつくるときは、くだものに砂糖を追加して加熱します。これにより、果実に含まれるペクチンがゲル化し、トロッとした食感のジャムをつくることができます。市販のジャムは、くだものに含まれるペクチンのほか、人工的にペクチンを添加しています。ペクチンは、カルシウムやマグネシウムと混合することでもゲル化します。牛乳を混ぜてつくるフルーツデザートは、こうしたペクチンの性質を利用しています。経腸栄養による下痢を防止するため、ペクチンが配合されることもあります[1]（第3章13 [156ページ] 参照）。

　海藻に含まれるカラギーナンは、D-ガラクトースがα-1,3結合またはβ-1,4結合を交互にくり返した直鎖状の多糖類で、ダブルヘリックスを形成します。たんぱく質やカルシウムと反応してゲル化する性質があります。硫酸基をもち、硫酸基の少ないものほどゲル化しやすいと考えられています[2]。

　アルギン酸も海藻に含まれる食物繊維で、s-D-マンヌロン酸とα-L-グルロン酸が結合した直線状のポリマーです。アルギン酸は不溶性ですが、アルカリ処理を行うとアルギン酸ナトリウムとなり、水溶性です。いずれもゲル化する性質があります。

　でんぷんの多くは腸内で消化されますが、なかにはセルロースに包まれていたり、アミロースの含有量が多いなどの理由で消化されにくいものもあります。これが難消化性でんぷん（レジスタントスターチ）です。でんぷんより分子量の小さいデキストリンで、消化

● 側鎖状
（グアーガム、タマリンドシードガムなど）

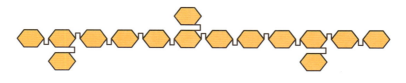

● 分枝状・球状
（アラビアガム、大豆多糖類など）

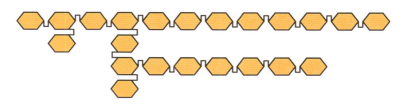

例：グアーガム

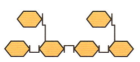

例：アラビアガム

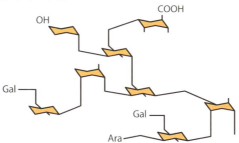

図3 側鎖のある多糖類（ガム）

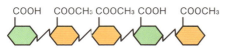

ガラクツロン酸がα-1,4結合したもの、
不溶性、水溶性のものがある

図4 ペクチン

されにくいものが難消化性デキストリンです。難消化性デキストリンは、天然のものは少なく、トウモロコシでんぷんなどから化学的に合成されます。デキストリンよりさらに分子量が小さく、糖が2〜10個重合したもので消化されにくいものが、難消化性オリゴ糖です。難消化性オリゴ糖も、ほとんどが化学的に合成されますが、大豆、じゃがいも、とうもろこし、てんさいなどの天然の食材から抽出されるものもあります。

　スクロース（しょ糖）の果糖残基に果糖が直鎖状に重合したものがイヌリンです（図5）。イヌリンは、キクイモ、チコリ、にんにく、たまねぎ、ごぼう、にらなどに多く含まれま

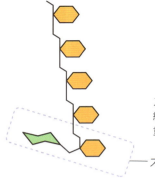

スクロース（しょ糖）の果糖残基に果糖がβ-2,1結合で直鎖状に重合した多糖類。果糖が3〜5個重合したものはフラクトオリゴ糖

図5 イヌリン

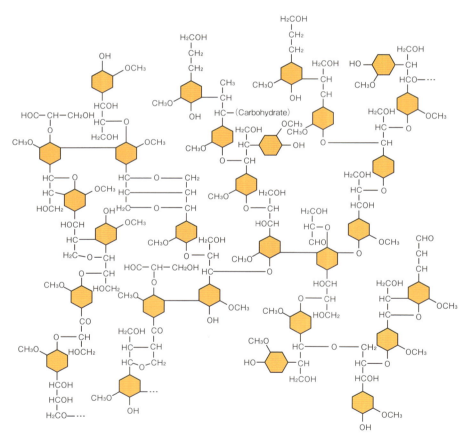

高分子フェノール化合物で、三次元網目構造を形成する

図6 リグニン

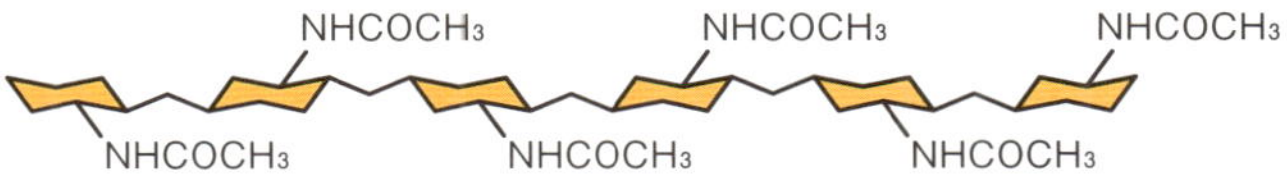

直鎖型のムコ多糖、窒素を含む。

キチンのアセチル基が取り除かれたもの（D-グルコサミンが直鎖状に重合したもの）がキトサン

図7 キチン

す。また、果糖が3～5個重合したものがフラクトオリゴ糖です。フラクトオリゴ糖は、にんにく、たまねぎ、ごぼう、バナナ、はちみつなどに含まれます。

3 多糖類以外の食物繊維

　植物の細胞壁で、セルロースと結合しているものの一つがリグニンです（図6）。リグニンは高分子フェノール化合物で、三次元網目構造を形成しています。いちご、ラズベリー、洋なし、カカオ豆、大豆に多く含まれます。

　グルコサミン（窒素を含む）が直鎖状に重合したものが、キチン（図7）、キトサンです。キチンは、甲殻類（かに、えびなど）、いか、貝類、きのこなどに多く含まれます。

引用・参考文献

1) Hino, K. et al. Undigested low-methoxy pectin prevents diarrhea and induces colonic contraction during liquid-diet feeding in rats. Nutrition. 78, 2020, 110804.
2) 上田一義ほか．カラギーナン構成二糖の水溶液中における形態に関する分子力学および分子動力学法による検討．高分子論文集．51（6），1994，400-8．
3) 文部科学省．日本食品標準成分表2020年版（八訂）．(https://www.mext.go.jp/a_menu/syokuhinseibun/mext_01110.html).
4) 文部科学省．日本食品標準成分表2015年版（七訂）．(https://www.mext.go.jp/a_menu/syokuhinseibun/1365295.htm).
5) 吉田幹彦ほか．日本食品標準成分表のための新しい食物繊維測定法の検証．日本食品科学工学会誌．66（6），2019，187-94．
6) 竹林純ほか．日本食品標準成分表2020年版（八訂）を用いた栄養成分表示に関する考察．日本栄養・食糧学会誌．76（1），2023，15-20．
7) 厚生労働省．「日本人の食事摂取基準（2025年版）」策定検討会報告書．(https://www.mhlw.go.jp/stf/newpage_44138.html).

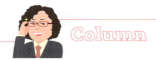

食物繊維のとらえかたの変化

　食事の内容から、エネルギー量や各栄養素の摂取量を計算する際に使用されているのが『日本食品標準成分表』です[3]。近年だと2020年に『八訂』に改訂されています。その一つ前のバージョンは、2015年の『七訂』[4]です。

　2015年の『七訂』と2020年の『八訂』を比較すると、食物繊維の含有量がすこし違っているのにお気づきでしょうか？ 全体的に、『八訂』のほうが食物繊維の含有量が多く記載されていると思います。その原因は、食物繊維という概念の変化と、測定法の違いです。

　以前は、食物繊維というと高分子量水溶性食物繊維と不溶性食物繊維を指していましたが、近年、難消化性オリゴ糖や難消化性でんぷん（レジスタントスターチ）なども食物繊維として有用と考えられるようになりました。

　『七訂』では、食物繊維は「プロスキー変法＋HPLC法」で測定され、高分子量水溶性食物繊維と不溶性食物繊維の量を記載していました。一方『八訂』では、測定法が「AOAC公認2011.25法」という方法に変更されました[5,6]。「AOAC公認2011.25法」では、高分子量水溶性食物繊維と不溶性食物繊維に加え、難消化性オリゴ糖などの低分子量水溶性食物繊維と難消化性でんぷんの量も測定されます。国際食品規格委員会（CAC）においても、今後は「AOAC公認2011.25法」で測定することが推奨されたそうです。

　こうした変更は、『日本人の食事摂取基準（2025年版）』[7]でも指摘されています。水稲精白米うるち米の食物繊維量は、『七訂』では可食部100gあたり0.3gですが、『八訂』では可食部100gあたり1.5gに変更されています。食パンの食物繊維量は、『七訂』では2.3gだったのに対し、『八訂』では4.2gと大きく異なっています。しかし食品によっては、「AOAC公認2011.25法」の測定値が記載されず、「プロスキー変法＋HPLC法」の測定値のみが記載されている点が課題であると指摘されています。水稲玄米では、『八訂』でもプロスキー変法の値が使用され、『七訂』と同じ可食部100gあたり1.4gと記載されています。これでは、玄米のほうが白米より食物繊維が少ないということになってしまいます。こうした課題は、これから徐々に改訂されていく可能性があるため、文部科学省のホームページなどで最新のデータを確認するようにしてください。

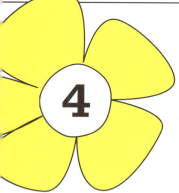

4 食物繊維の水溶性・不溶性・発酵性って？

1 水溶性と不溶性

　食物繊維は、水に溶ける「水溶性食物繊維」と、水に溶けない「不溶性食物繊維」に分類されます（図1）。

　水溶性か不溶性かは、食物繊維自体の性質によっても異なりますが、分子量やセルロースとの結合などによっても異なります。たとえば、難消化性でんぷんは不溶性ですが、加水分解されて分子量が小さい難消化性デキストリンは水溶性です。ペクチンは水溶性のものと不溶性のものがあるといわれており、未熟なくだもののペクチンはセルロースと結合しているものが多く不溶性ですが、くだものが熟すると、水溶性ペクチンが多くなると考えられています[1]。

2 発酵性と非発酵性

　食物繊維は、腸内細菌によって分解される「発酵性食物繊維」と、分解されない「非発酵性食物繊維」にも分類されます（図1）。

　食物繊維が腸内細菌によって分解されると、酢酸、プロピオン酸、酪酸などの短鎖脂肪酸（SCFA）が産生されます。短鎖脂肪酸は大腸粘膜のエネルギー源となるほか、腸管のバリア機能を維持したり代謝を制御するなどさまざまなはたらきがあります（第2章1［50ページ］参照）。

　不溶性食物繊維のほとんどは、腸内細菌により分解されることなく便中に排泄されるので、非発酵性食物繊維に分類されますが、難消化性でんぷんやアラビノキシランなどは、腸内細菌により分解されるため、発酵性食物繊維とみなされるようになりました。

3 水溶性食物繊維の役割

　水溶性食物繊維は粘性があり、ブドウ糖の吸収を穏やかにする作用があります（第1章5［28ページ］参照）。また、コレステロールなどを吸着する作用があり、LDLコレステロールを低下させる作用もあります（第1章6［32ページ］参照）。

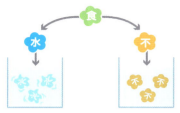
水溶性食物繊維と不溶性食物繊維

水に溶ける
→ペクチン、難消化性デキストリン、PHGG など

水に溶けない
→難消化性でんぷん、アラビノキシラン など

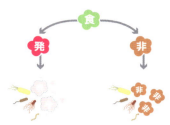
発酵性食物繊維と非発酵性食物繊維

腸内細菌で分解される
→イヌリン、PHGG、フラクトオリゴ糖 など

腸内細菌で分解されない
→カラギーナン、アルギン酸、リグニン など

	発酵性食物繊維 発	非発酵性食物繊維 非
水 水溶性食物繊維	グルコマンナン イヌリン ペクチン グアーガム、PHGG 難消化性デキストリン フラクトオリゴ糖 ガラクトオリゴ糖	アガロース（寒天） カラギーナン アルギン酸ナトリウム フコイダン コンドロイチン キサンタンガム
不 不溶性食物繊維	難消化性でんぷん アラビノキシラン	セルロース アルギン酸 リグニン キチン、キトサン

図1 食物繊維の分類

4 不溶性食物繊維の役割

　不溶性食物繊維は水分を吸収して膨張する性質があるため、便の量を増やし、消化管の蠕動を刺激し、消化管通過時間を短縮します（第3章10 [139 ページ] 参照）。

5 注目される難消化性でんぷん（レジスタントスターチ）

　かつて、でんぷんは小腸で完全に消化されると考えられていました（第1章1 [10 ページ] 参照）。しかし近年、でんぷんの一部は消化されずに大腸まで運ばれることがわかってきました。こうした消化されずに大腸に運ばれるでんぷんを、難消化性でんぷん（レジスタントスターチ）と呼んでいます。食事内容にもよりますが、1日8～40gが大腸まで運

RS1	RS2	
粉砕が不十分な穀類や豆類のように細胞壁内に包み込まれているため、物理的に消化酵素が作用できない。全粒穀物（全粒粉）、精製度の低い穀物、でんぷん密度の高い食品（パスタなど）に含まれる。	**RS2a** アミロース含量は高くないが、Bタイプの結晶構造をもち、調理や糊化されていない生でんぷん。調理や糊化によって消化されるようになる。未熟バナナ（グリーンバナナ）、生じゃがいもに含まれる。	**RS2b** アミロース含量の高いでんぷん（高アミローススターチ）、高アミローストウモロコシでんぷん、高アミロース米でんぷん、これらを添加した食品に含まれる。

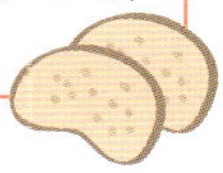

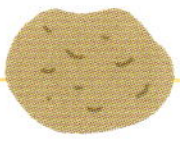

RS3	RS4
いったん糊化したでんぷんを冷却放置したときに形成されるでんぷん。老化でんぷんに含まれる。	酵素的、物理的、化学的な加工を施したでんぷん（加工でんぷん）。スナック菓子、パン、冷凍食品、めん類、たれ、ドレッシングなどの加工食品に含まれる。

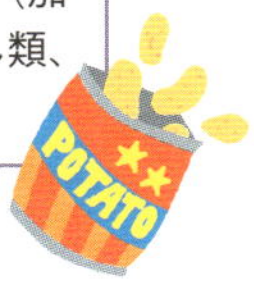

図2 難消化性でんぷんの分類 （文献2を参考に作成）

ばれ、腸内細菌によって分解されているといいます[2]。そのほかの食物繊維よりもはるかに多い量です。

難消化性でんぷんは、消化されにくい理由などから、4つの群に分類されています（図2）[2]。

引用・参考文献
1) 稲荷妙子ほか．イチゴ果実の成熟におけるペクチンの変化．日本食品科学工学会誌．44（4），1997，319-24．
2) 海老原清．レジスタントスターチの栄養・生理機能．日本調理科学会誌．47（1），2014，49-52．

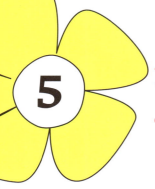

5 食物繊維は血糖上昇を抑制する？

 1 食物繊維は、ブドウ糖の吸収を穏やかにする

　食物繊維は、小腸からのブドウ糖の吸収速度を低下させ、食後の血糖値の上昇を抑制します。そのおもなメカニズムは、食物繊維の粘性によるのではないかと考えられています[1]。しかし近年、粘性により一過性に血糖値の上昇を抑制するだけでなく、血糖値の変動に食物繊維のさまざまなはたらきが関与していることがわかってきました。本項では、食物繊維が血糖値の変化に与える影響について解説します。

　食物繊維が血糖値の上昇を抑制するという研究は、小規模の研究が多く、使用されている食物繊維もまちまちです。

　前述の粘性との関連を検討した研究では、グアーガム、ペクチン、メチルセルロース、小麦ふすまなどが用いられました。もっとも血糖値の上昇を抑制したのはグアーガムでしたが、完全に加水分解し粘性を低下させたグアーガムでは、血糖値上昇の抑制がみられなかったと報告しています[1]。

　日本で行われたランダム化二重盲検クロスオーバー研究では、グアーガム加水分解物（PHGG）が食後の血糖値上昇を抑制したことが報告されています[2]。PHGGの「partial」とは、完全に加水分解せずに、ある程度の粘度を保った状態のものと考えることができます。70人の被験者に、高炭水化物食（炭水化物115.6g、462.4kcal）と、PHGG 3gを含む食物繊維4gを摂取してもらったところ、食後30分・60分の血糖値と、血糖値の曲線下面積（AUC）、血糖値の最高濃度が改善しました。

　PHGGでは、長期にわたって摂取した場合の血糖値の改善も報告されています[3]。12人の健康な被験者に、毎食6gのPHGGを12ヵ月間摂取してもらったところ、食後血糖値が有意に低下し、空腹時と食後の血清インスリン（IRI）および血清トリグリセリドが低下しました。LDLコレステロールは低下しましたが、HDLコレステロールは有意に上昇しました。つまり、LDL/HDL値が改善したということになります。

　耐糖能障害の成人11人に、アラビノキシランという食物繊維を15g、6週間摂取してもらったところ、食後の血糖値、血中インスリン濃度の上昇が抑制されたという報告もあります[4]。アラビノキシランは、植物細胞壁を構成するヘミセルロースの主成分で、粘度が高い食物繊維です。小麦ふすまやライ麦パンなどに豊富に含まれています。

2 朝摂取した食物繊維は、昼・夕の血糖値にも影響（セカンド・ミール効果）

朝食時に摂取した食物繊維は、朝食だけでなく、昼食以降の血糖上昇も抑制することがわかっています。これを「セカンド・ミール効果」といいます。

日本で行われた、37人の健康な高齢者が参加したランダム化比較試験では、朝食または夕食直前にキクイモ粉末（5g）を摂取し、2週間、持続血糖モニタリングを行いました。とくに朝食前にキクイモ粉末を摂取した群で、血糖値の低下が認められました。朝食前にキクイモ粉末を摂取した群も、血糖値のAUCは、昼食後・夕食後も有意に低下していました（図1）[5]。この研究では、朝食の後の昼食（セカンド・ミール）だけでなく、夕食（サード・ミール？）にも影響をおよぼしていました。

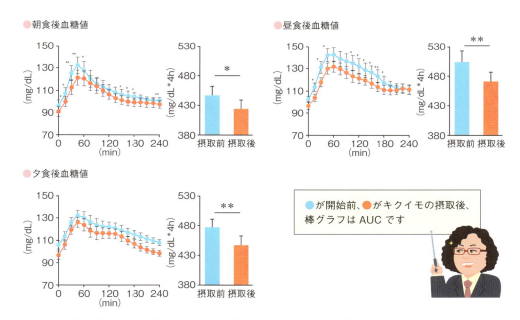

図1 朝食前に食物繊維を摂取した際のセカンド・ミール効果 （文献5を引用・改変）

上記の研究では、血糖値の変化だけでなく、腸内フローラの変化も観察しています。血糖値のAUCの変化が大きかった人は、*Bacteroides*門の菌が増加し、*Firmicutes*門の菌が減少する傾向が認められました。腸内フローラにおける*Bacteroides*と*Firmicutes*の比率は、肥満と関連することが知られています。また、朝食前にキクイモ粉末を摂取することで、*Ruminococcus*属の菌の減少が認められました。こうした腸内フローラの変化の意義については、まだわからないことが多いようですが、食物繊維の摂取が腸内フローラの変

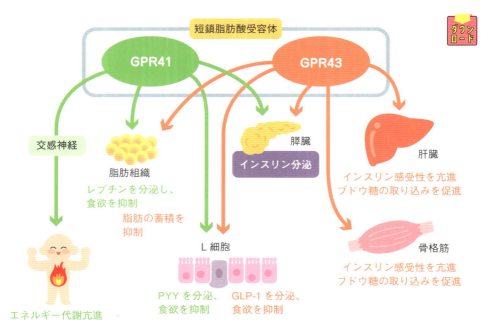

図2 代謝を制御する短鎖脂肪酸受容体（文献7、8を参考に作成）

化を介して、血糖の変化に影響をおよぼしている可能性があります。

3 ついつい食べすぎてしまう夕食も、食物繊維で満腹感UP！

　海外の研究では、アラビノキシランなどを豊富に含むライ麦入りのパンや難消化性でんぷん（レジスタントスターチ）を夕食に摂取すると、翌朝の食後血糖値や、インスリンのAUCを低下させたと報告されています。また、翌朝の血漿中の消化管ホルモン、ペプチドYY（PYY）の濃度が上昇していました。PYYは食欲を抑制するはたらきがあります。短鎖脂肪酸（SCFA）の受容体であるGPR41は、PYYの分泌を促進することがわかっています。ライ麦パンに含まれる食物繊維が分解され、産生された短鎖脂肪酸が、GPR41を介してPYYの分泌を促進した可能性があります。ライ麦入りのパンは、主観的な調査でも満腹感を高め、食欲を減少させ、空腹感を減少させました[6]。

　夕食の食物繊維の摂取は、過食を防ぎ、長期的に血糖値を改善するはたらきがあるかもしれません。

4 食物繊維が血糖値に影響をおよぼすメカニズム

　さまざまな研究結果をまとめると、食事と同時に食物繊維を摂取した際の血糖値上昇の抑制効果は、おもに食物繊維の粘度により、ブドウ糖の吸収が抑制されるためと考えられます。摂取後数時間後も血糖値の上昇を抑制するセカンド・ミール効果については、粘度による吸収抑制のほか、短鎖脂肪酸の産生などによる影響があるかもしれません。

　短鎖脂肪酸の受容体であるGPR41は、エネルギー代謝を亢進させ、脂肪細胞からレプチンを、L細胞からPYYを分泌させ、食欲を抑制します。GPR43は、骨格筋と肝臓のインスリン感受性を亢進させ、ブドウ糖の取り込みを促進します。また、L細胞からグルカゴン様ペプチド-1（GLP-1）を分泌させ、食欲を抑制します。GPR41、GPR43とも、インスリン分泌を促進することが知られています（図2）[7、8]。

引用・参考文献

1) Jenkins, DJ. et al. Dietary fibres, fibre analogues, and glucose tolerance : importance of viscosity. Br. Med. J. 1 (6124), 1978, 1392-4.
2) Tokunaga, M. et al. Effect of Partially Hydrolyzed Guar Gum on Postprandial Hyperglycemia : A Randomized Double-blind, Placebo-controlled Crossover-study. 薬理と治療. 44 (1), 2016, 85-91.
3) Kapoor, MP. et al. Soluble dietary fibre partially hydrolysed guar gum markedly impacts on postprandial hyperglycaemia, hyperlipidaemia and incretins metabolic hormones over time in healthy and glucose intolerant subjects. J. Funct. Foods. 24, 2016, 207-20.
4) Garcia, AL. et al. Arabinoxylan consumption decreases postprandial serum glucose, serum insulin and plasma total ghrelin response in subjects with impaired glucose tolerance. Eur. J. Clin. Nutr. 61 (3), 2007, 334-41.
5) Kim, HK. et al. Ingestion of Helianthus tuberosus at Breakfast Rather Than at Dinner Is More Effective for Suppressing Glucose Levels and Improving the Intestinal Microbiota in Older Adults. Nutrients. 12 (10), 2020, 3035.
6) Sandberg, JC. et al. Effects of whole grain rye, with and without resistant starch type 2 supplementation, on glucose tolerance, gut hormones, inflammation and appetite regulation in an 11-14.5 hour perspective ; a randomized controlled study in healthy subjects. Nutr. J. 16 (1), 2017, 25.
7) Lee, DH. et al. GPR41 and GPR43 : From development to metabolic regulation. Biomed. Pharmacother. 175, 2024, 116735.
8) 吉田貞夫. "食物繊維". 消化・吸収・代謝と栄養素のすべてがわかるイラスト図鑑. ニュートリションケア2020年秋季増刊. ニュートリションケア編集室編. 大阪, メディカ出版, 2020, 122-5.

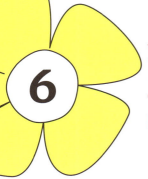

6 食物繊維は血清LDLコレステロールや中性脂肪の濃度を低下させる？

 1 長生きの秘訣はLDLコレステロールを下げること

　LDLコレステロール（LDL-C）や中性脂肪（TG）が高い状態、あるいはHDLコレステロール（HDL-C）が低い状態が脂質異常症です。LDL-Cは、ちまたで「悪玉コレステロール」とよばれています。なぜ悪玉なのか？　それは、動脈硬化を進行させ、心血管疾患（狭心症や心筋梗塞など）や脳梗塞を発症する原因になるからです。脳梗塞は、四肢の麻痺や嚥下障害などの後遺症が残る場合があり、転倒・骨折や肺炎などの原因ともなり、死亡率の上昇や生活の質（QOL）の低下にもつながります。よく、「人は血管から老いる」といいます。ワタクシの師匠もよくそういっていました。ワタクシの師匠は、体格もよく豪快な方でしたが、なにがしか血管によい生活習慣を続けていたんでしょうね。84歳まで長生きされました。

　久山町研究では、40歳以上の住民2,351人を19年間追跡調査した結果、LDL-Cが102mg/dL未満の群に対して、151mg/dL以上の群は、心血管疾患のリスク（ハザード比1.57、95％信頼区間0.91〜2.73）、アテローム血栓性脳梗塞のリスク（ハザード比2.84、95％信頼区間1.17〜6.93）が高いことが報告されています[1]。最近は、今後10年以内に心血管疾患やアテローム血栓性脳梗塞を発症するかどうかということだけでなく、生涯にわたってこうした疾患を発症するリスクを考慮して、生活習慣を改善しようという考え方があり、生涯リスク（Lifetime Risk）と呼ばれています。LDL-Cが高い人は、久山町研究で得られたデータよりも何倍もの生涯リスクを抱えていると考えられています[2]。

　冠動脈疾患を発症した症例では、LDL-Cを70〜100mg/dL未満まで低下させることで、その後の心血管イベントの発症が有意に抑制されたという報告があり[3]、日本動脈硬化学会の『動脈硬化性疾患予防ガイドライン2022年版』[4]では、リスクや疾患の既往に応じた血清LDL-Cの管理目標が定められています。リスクは、年齢、性別のほか、喫煙、高血圧、低HD-C血症、耐糖能障害、家族歴で決まります。

　『日本人の食事摂取基準（2020年版）』[5]でも、LDL-Cを低下させるため、飽和脂肪酸を多く含む食品の摂取量を控えることが推奨されています。また、LDL-Cを多く含む食品が血清LDL-Cにどの程度影響を与えるかは、いまだ不明な点もありますが、脂質異常症の方の重症化予防のためにはLDL-Cは1日200mgまでにするとよいという記載もありま

す。毎日卵を1つ食べるのもよろしくないということになってしまいますね……。

『動脈硬化性疾患予防ガイドライン2022年版』でのLDL-C管理目標値は、低リスクの患者さんで＜160mg/dL、中リスクの患者さんで＜140mg/dL、高リスクの患者さんで＜120mg/dL（PADが細小血管症合併の糖尿病患者さん、または喫煙している患者さんは＜100mg/dL）、冠動脈疾患かアテローム血栓性脳梗塞の既往がある患者さんは＜100mg/dL（合併する疾患によっては＜70mg/dL）とわけられています[4]。

食物繊維は脂質異常症患者の救世主になれるのか？

　以前、グアーガム加水分解物（PHGG）の効果について調べていたところ、PHGGにLDL-C濃度を低下させる作用があるというメタ解析の結果がみつかりました[6]。1981年から2013年までに報告された12の研究結果を解析したもので、477人（介入群283人、対照群272人）のデータが含まれていました。一つひとつの研究をみると、ほとんどの研究でLDL-C濃度が低下する傾向が認められているものの、なかには有意差がなかった研究もありました。しかし、メタ解析の結果、PHGGが有意にLDL-C濃度を低下させることが証明された（－16.21、95%信頼区間－25.58〜－6.85）と報告されていました。12の研究結果のメタ解析なので、強いエビデンスということになります。下痢や便秘、血糖の上昇の抑制などについてはよく知られていましたが、LDL-C濃度も低下させるとは、正直「食物繊維のチカラはすごいな！」と思いました。食物繊維がLDL-Cを低下させるメカニズムは後述します。

　その後、調べてみると、さまざまな食物繊維にLDL-Cや中性脂肪の濃度を低下させる作用があるという報告がありました。オート麦、大麦[7]、こんにゃくグルコマンナン[8]は、LDL-C濃度、中性脂肪濃度とも低下させますが、きのこ多糖類（β-d-グルカン）[7]、難消化性でんぷん[9]、ヒドロキシプロピルメチルセルロース（HPMC）[10]、キトサン[11]は、LDL-C濃度は低下させますが、中性脂肪濃度は低下させないと考えられています（表）。

食物繊維はなぜLDL-Cを低下させるのか？

　食物繊維がLDL-Cを低下させるメカニズムには、いくつかのパターンがあるようです（図）。1つは、便の量を増加させ、通過時間を減少させる作用です。食物繊維がもつ保水力も、便の量を増加させる効果があります。便の量が増加することで、糖質やコレステロールの吸収も抑制される可能性があります。

　食物繊維は糖質の吸収を抑制し、血糖の急激な上昇を防ぐことが知られています（第1章5［28ページ］参照）。血糖の急激な上昇は、インスリン分泌を刺激します。インスリ

表　食物繊維が LDL コレステロールや中性脂肪の濃度を低下させる作用（文献 6〜11 を参考に作成）

	LDL コレステロール	中性脂肪
オート麦、大麦（アラビノキシラン、β-グルカン）[7]	低下	低下
こんにゃくグルコマンナン [8]	低下	低下
きのこ多糖類（β-d-グルカン）[7]	低下	低下しない
難消化性でんぷん [9]	低下	低下しない
PHGG [6]	低下	低下しない
ヒドロキシプロピルメチルセルロース（HPMC）[10]	低下	低下しない
キトサン [11]	低下	低下しない

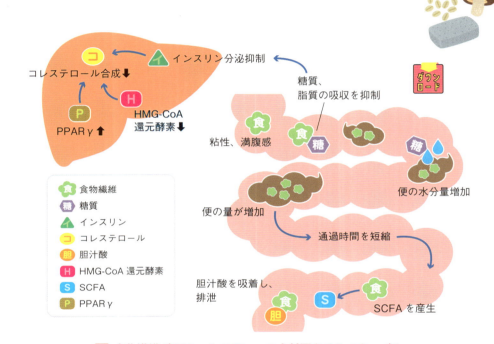

図　食物繊維が LDL コレステロールを低下させるメカニズム

ンは肝臓でのコレステロールの合成を促進します。食物繊維が血糖の急激な上昇を防ぐことによってインスリン分泌を減少させ、肝臓でのコレステロールの合成を抑制すると考えられています。また、食物繊維は粘性があるため、満腹感を増加させ食事摂取量自体を減少させる可能性もあるようです。

　ところで、LDL-C を低下させる薬剤の一つがスタチンです。「コレステロールが高い」と指摘されて、毎日内服している人も多いのではないでしょうか？　スタチンは、肝臓でコレステロールを合成するために必要な HMG-CoA 還元酵素の作用を阻害し、LDL-C を低下させます。最近、食物繊維にも、HMG-CoA 還元酵素阻害作用があるのではないかという研

究が多数報告されています。食物繊維が薬と似た作用をもっているとしたら、すごいことですね。食物繊維は、HMG-CoA還元酵素の分解を促進する[12]ほか、HMG-CoA還元酵素のmRNAの合成も抑制する[13]ようです。遺伝子の発現までコントロールするとは、食物繊維、なかなかツワモノです。しかし、スタチンほど強力な作用があるかは不明で、食物繊維が薬の代わりになるというわけにはいかないようです。

　LDL-Cを低下させる薬剤には、スタチン以外にコレスチミドがあります。コレスチミドは陰イオン交換樹脂で、胆汁酸を吸着して糞便中に排出させるため、LDL-Cを低下させると考えられています。胆汁酸は、体内でコレステロールからつくられます。胆汁酸の排泄が増加することで、体内のコレステロールを減少すると考えられています。食物繊維にも胆汁酸を吸着し、糞便中に排出させる作用があるといわれています。胆汁酸は脂質の吸収にも重要な物質です。胆汁酸が吸着されることによって、脂質の吸収も抑制されます。

　発酵性の食物繊維から産生される短鎖脂肪酸（SCFA）がコレステロールの合成を抑制する可能性も指摘されていますが、まだ詳細は解明されていません。

　食物繊維は、LDL受容体の発現を増加させるのではないか、脂質代謝をコントロールするPPARγの発現を介してLDL-Cを低下させるのではないかという仮説もあるようですが、今後の検証が必要のようです。

引用・参考文献

1) Imamura, T. et al. LDL cholesterol and the development of stroke subtypes and coronary heart disease in a general Japanese population : the Hisayama study. Stroke. 40 (2), 2009, 382-8.
2) Sugiyama, D. et al. Hypercholesterolemia and Lifetime Risk of Coronary Heart Disease in the General Japanese Population Results from the Suita Cohort Study. J. Atheroscler. Thromb. 27 (1), 2020, 60-70.
3) Dohi, T. et al. Early intensive statin treatment for six months improves long-term clinical outcomes in patients with acute coronary syndrome (Extended-ESTABLISH trial) : a follow-up study. Atherosclerosis. 210 (2), 2010, 497-502.
4) 日本動脈硬化学会. 動脈硬化性疾患予防ガイドライン2022年版. 2022, 210p.
5) 厚生労働省.「日本人の食事摂取基準（2020年版）」策定検討会報告書.（https://www.mhlw.go.jp/stf/newpage_08517.html）.
6) Setayesh, L. et al. The effects of guar gum supplementation on lipid profile in adults : a GRADE-assessed systematic review, meta-regression and dose-response meta-analysis of randomised placebo-controlled trials. Br. J. Nutr. 129 (10), 2023, 1703-13.
7) Zhu, X. et al. Quantitative assessment of the effects of beta-glucan consumption on serum lipid profile and glucose level in hypercholesterolemic subjects. Nutr. Metab. Cardiovasc. Dis. 25 (8), 2015, 714-23.
8) Sood, N. et al. Effect of glucomannan on plasma lipid and glucose concentrations, body weight, and blood pressure : systematic review and meta-analysis. Am. J. Clin. Nutr. 88 (4), 2008, 1167-75.
9) Kim, WK. et al. Effect of resistant starch from corn or rice on glucose control, colonic events, and blood lipid concentrations in streptozotocin-induced diabetic rats. J. Nutr. Biochem. 14 (3), 2003, 166-72.
10) Maki, KC. et al. Lipid-altering effects of different formulations of hydroxypropylmethylcellulose. J. Clin. Lipidol. 3 (3), 2009, 159-66.
11) Ylitalo, R. et al. Cholesterol-lowering properties and safety of chitosan. Arzneimittelforschung. 52 (1), 2002, 1-7.
12) LeHoux, JG. et al. Some effects of chitosan on liver function in the rat. Endocrinology. 132 (3), 1993, 1078-84.
13) Han, KH. et al. Adzuki resistant starch lowered serum cholesterol and hepatic 3-hydroxy-3-methylglutaryl-CoA mRNA levels and increased hepatic LDL-receptor and cholesterol 7alpha-hydroxylase mRNA levels in rats fed a cholesterol diet. Br. J. Nutr. 94 (6), 2005, 902-8.

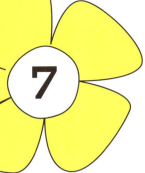

7 腐敗と発酵？
善玉と悪玉？
腸内細菌研究のはじまりの物語

1 腐敗と発酵の違い

　みなさんは、腐敗と発酵は何が違うか、ご存じでしょうか？ においが違う？ 見た目が違う？ たしかに、それは間違いではありません。しかしなぜ、腐敗は嫌なにおいで、発酵はよい香りになるのでしょうか？

　じつは、細菌が人体にとって有用な物質をつくり出す反応を「発酵」、人体にとって有害な物質をつくり出す反応を「腐敗」といいます。細菌は、人間のために生きているわけではありません。彼ら？ は、自分たちの生活を営んでいるだけなのですが、私たち人間の都合で、「あなたは人間に役立つよい行いをした」なので「発酵」、「あなたのしたことは、人間にとって有害な物質をつくり出した」なので「腐敗」と決めつけられているわけです。細菌にとっては、とても迷惑な話です。私たちは、先祖代々「腐敗」した食物を摂取すると、下痢をしたり腹痛に悩まされたり、運が悪いと命を落としたりという経験を積み重ねているために、このにおいや見た目は「腐敗」しているに違いないと見分けて、それに対して強い不快感を感じるしくみが備わったのかもしれません。

　たとえば、ウェルシュ菌（*Clostridium perfringens*）などの菌は、たんぱく質などを分解し、硫化水素やアンモニアといった毒性のある物質をつくり出します。硫化水素はゆで卵にも含まれます。少量では問題ありませんが、多量に含まれる場合は「腐敗」が進行している可能性があります。アンモニアも、さまざまな発酵食品に少量含まれていますが、多量に含まれる場合は要注意です。こうした物質、あるいはいくつかの物質が組み合わされた状態やバランスを、五感で感じとっているのだと思います。

2 善玉菌と悪玉菌

　上記のような人体への影響から、腸内の細菌は「善玉菌」「悪玉菌」「日和見菌」に分類されます。乳酸菌やビフィズス菌などの菌は、食物繊維を発酵させて、人体に有用な乳酸や酢酸、酪酸を産生します。善玉菌です。これに対して、先程のウェルシュ菌などは、たんぱく質などを分解し、硫化水素やアンモニアといった毒性のある物質をつくり出します。悪玉菌です。なかには、周囲の環境によって善玉にも悪玉にもなるという、バクテロ

イデス（*Bacteroides*）のような菌も知られており、日和見菌と呼ばれています。

　腸内では、善玉菌が２割、悪玉菌が１割、日和見菌が７割のバランスが一般的だといわれています。近年、腸内フローラの研究がすすみ、多くの菌が同定されていますが、ほとんどの菌は、腸内でどのようなはたらきをしているのか解明されていません。また、バクテロイデスとひとまとめで呼ばれていても、なかには多種多様な細菌株が存在しており、それぞれが独特のクセのある「発酵」または、「腐敗」を行っています。バクテロイデスという呼び方は、たとえば、十把ひとからげで「ねぎ」というのに等しいかもしれません。「いやぁ、ねぎっていっても、白ねぎとか、青ねぎとか、万能ねぎとか、あさつきとか、いろいろだろ？」と思うかもしれません。細菌も、〇〇菌と分類されたとしても、そのくらい多様なのです。

3 菌と菌の相性が問題を複雑にする？

　腸内フローラを形成する菌は、相互に影響し合っている可能性があります。たとえば「この菌が生息するには、別の菌がつくり出す環境が必要だ」という具合です。ヨーグルトの製造に用いられる乳酸菌の一つ、ブルガリクス菌（*Lactobacillus delbrueckii subsp. bulgaricus*）は、生育するために、サーモフィルス菌がつくり出す蟻酸を必要とすることが知られています。

　いったん腸内から離れて、日本酒や泡盛、焼酎が造られる行程のことを考えてみましょう（お酒造りの話、得意なので……）。細菌によって糖質からアルコールがつくられる反応をくわしく解明したのは、有名なパスツールです。ワインなどをつくる際、ぶどうはブドウ糖を多く含むので、酵母のはたらきによって自然にアルコールがつくられます。ぶどうの果皮には天然の酵母が生息しているので、仮に人間が手を加えなくても、自然にワインができあがります。ところが、米をお酒にするためには、酵母だけでは反応が進行しません。麹菌がでんぷんを分解し、麦芽糖、ブドウ糖などの糖をつくることで、酵母がアルコールをつくることができるのです。こうした反応は、お酒を造る桶のなかで同時に進行しています。これを「並行複発酵」といい、2024年、日本の「伝統的酒造り」として世界遺産に登録されました！　酵母や麹菌は、細菌ではなく真菌の仲間ですが、細菌同士のあいだでも、このような相互作用が何万とおり以上行われているはずです。

日本の伝統的な酒造りは、世界遺産に登録されています！

　こうした菌と菌との相互作用が、腸内フローラの解析を困難にする要因の一つではない

かと思います。腸内フローラを解析した結果をみる際は、こうしたミクロの世界の諸事情に思いを馳せてみてください。

4　プロバイオティクス誕生の経緯

「菌をもって菌を制する」

　1989年、フラーは「腸内細菌叢のバランスを改善することにより宿主の健康に好影響を与える生きた微生物」をプロバイオティクスと定義しました[1]。フラーによるプロバイオティクスの概念は、当時、さまざまな感染症の治療に使用されはじめていた抗菌薬（アンタイバイオティクス、Antibiotics）と対極をなす考え方でした。細菌を破壊（殺菌）または増殖を抑制（静菌）する抗菌薬に対して、乳酸菌やビフィズス菌のような菌を腸内で増やすことにより、体内の有害な菌を減少または増殖を抑制させ、腸内フローラを改善し、感染症を治癒に導けるのではないかという考え方です。いわば「毒をもって毒を制する」かのごとく、「菌をもって菌を制する」といった概念です。

耐性菌との戦いがプロバイオティクスを誕生させた？

　このような概念が提唱されるにいたった背景の一つには、抗菌薬に抵抗性を示す耐性菌が増えてきたということがありました。フレミングが、人類初の抗菌薬であるペニシリンを発見したのは1928年でした。1943年、ベンジルペニシリンカリウム（ペニシリンG）が開発され、第二次世界大戦の負傷兵や戦傷者を感染症から救ったことが知られると、ペニシリンはさまざまな医療分野で広く使用されるようになりました。しかし、たちまちのうちに、ペニシリンが効果を示さないブドウ球菌が検出されました。フレミングは、1945年、ノーベル生理学・医学賞を受賞した際のスピーチで、すでに耐性菌の問題についてコメントしています。細菌がペニシリンを分解する酵素であるペニシリナーゼをつくることが判明すると、ペニシリナーゼでは分解されにくいメチシリンが開発されました。しかし数年後には、メチシリンでも効果を示さないブドウ球菌が出現しました。現在でも続くメチシリン耐性黄色ブドウ球菌（MRSA）との戦いのはじまりです。

　耐性菌のためにあらたな抗菌薬を開発すると、その抗菌薬に対する耐性菌が発生します。ペニシリンの実用化以来数十年、このような連鎖、イタチごっこがくり返されてきました。それに対抗するため、ペニシリンとは異なる系統の薬剤が次々と開発されてきました。アミノグリコシド、マクロライド、セフェム、フルオロキノロン、カルバペネムなどです。近年では、耐性菌に対して新規の抗菌薬を開発することが困難な状況になってきました。耐性菌の進化のほうが開発のスピードより速く、追いつかないのです。感染症に対して、化学物質によって菌を殺す、菌の増殖を抑制するという方法論自体に限界があるの

かもしれません。

抗菌薬は、有害な悪玉菌のみならず、人体にとって有益な善玉菌も減少させてしまいます。日和見菌が減少した結果、善玉菌の生息が困難になることも考えられます。その結果起こるのが、腸内フローラの乱れ（dysbiosis）です。抗菌薬使用後に腸炎を発症し、発熱や下痢が持続することは1970年代から問題となっていました。1978年に、クロストリジオイデス・ディフィシル（*C.difficile*）が原因菌の一つであることが同定されました[2]。

このような耐性菌の発生や腸内フローラの乱れを防ぎ、健康を維持するための微生物がプロバイオティクスです。

5 プロバイオティクス開発に至るまでの歴史

「善玉菌」の発見

今から140年ほど前の1885年、細菌学者パスツールは「腸内細菌は、ヒトや動物の生命維持に必須である」と提唱しました。当時は、腸内の細菌がつくり出す腐敗物質は有害で、腸内に細菌が増殖することによって寿命を短縮すると反論を行う学者もいました。腸内に便が停滞することにより、大腸がんのリスクが高くなったり（第3章5［115ページ］参照）、リーキーガット症候群（第2章1［50ページ］参照）によりさまざまな疾患の原因になったり、SIBO（第3章14［161ページ］参照）によって不快な症状に悩む人もいるため、この反論も完全に誤りではないですね。しかしその後、1899年から1900年にかけて、ビフィズス菌、乳酸菌の1種のアシドフィルス菌など、有害物質をつくり出さない細菌、いわゆる「善玉菌」が相次いで発見されました。

乳酸菌を含む製剤・食品の発展

1906年、フランスの小児科医ティシエは、下痢をしている子どもの便では、Y字型の独特な形態を特徴とする細菌が減少していることに気づきました。「Y字型」で気づきましたか？ そう、ビフィズス菌です。ティシエは、ビフィズス菌を下痢の患者に投与することで、腸を健康な状態に回復できると考えました[3]。1907年、ロシアの細菌学者メチニコフは、大腸内の細菌がつくり出す腐敗物質は老化の原因となり有害だが、ヨーグルトを大量に摂取し、大腸に乳酸菌を増やすことにより、腐敗物質を産生する菌の増殖を抑制し、長寿を実現することができるという論文を発表しました[4]。インターネットで検索すると、メチニコフの論文の実物をご覧になれます。メチニコフは、自身も亡くなるまで、ヨーグルトを大量に摂取し続けたそうです。1920年前後には、すでに世界各国で、乳酸菌製剤や乳酸菌により発酵を行った酸乳が開発されました。わが国でも、1917年に「ビオフェルミン®」が、1919年に「カルピス®」が発売されました。

乳酸菌を口から摂取すると、強酸である胃酸や強アルカリ性の胆汁によって多くが死滅してしまいます。腸内の乳酸菌を増やすために、胃液や胆汁などでも死滅しにくい菌の探索が始まりました。1930年、胃液や胆汁への耐性を示すシロタ株（*Lacticaseibacillus paracasei* strain Shirota、かつては *L. casei* strain Shirota と呼ばれていた）の培養が行われ、1935年「ヤクルト®」が発売されました。

　1933年、腐敗菌に対して強い拮抗作用がある菌として、酪酸菌（*C. butyricum* MIYAIRI 588）が発見され、1940年、医薬品「ミヤリサン®」として使用されるようになりました。酪酸菌は、胃液や抗菌薬に耐性があり、抗菌薬の存在下でも発芽・増殖することができます。現在でも、抗菌薬投与による dysbiosis の防止に使用されています（コラム［55ページ］参照）。

　その後、ヒトの腸内には、乳酸菌よりもはるかに多くのビフィズス菌が棲息することが広く知られるようになり、1968年、ドイツでビフィズス菌入りの発酵乳が開発されました。日本でも、1971年にビフィズス菌入りの発酵乳が発売され、これをもとに、1977年に「ビヒダス®」が発売されました。

　プロバイオティクスの概念が明確に定義されたのは1989年ですが、「プロバイオティクス（probiotics）」という用語が世界に知られるようになったのは、1965年の Lilly らの論文[5]からだといわれています。

6 続々とみつかるエリート菌株

　バクテロイデスという呼び方は、たとえば十把ひとからげで「ねぎ」というのに等しいと書きました。青ねぎ、白ねぎ、万能ねぎ……、いずれも *Allium fistulosum L.* という品種だそうです。しかし、ねぎはそれだけではありません。九条ねぎ、下仁田ねぎなど、太さや食感、風味もまったく異なります。こうしたことが菌の世界にも存在します。

　よくヨーグルトなどで、LB〇〇とか、BB〇〇といった表記をみかけると思います。これらは、ヨーグルトなどを製造するために選びぬかれた、いってみればエリートの菌株を指しています。それぞれの菌株で「花粉症の症状を改善する」[6]「胃排出時間の遅延が改善する」[7]「pDC（プラズマサイトイド樹状細胞）を活性化する」[8]「分泌、産生する多糖類が

表　おもなエリート菌株の機能（文献6～12を参考に作成）

- 花粉症の症状を改善する
- 胃排出時間の遅延が改善する
- pDC（プラズマサイトイド樹状細胞）を活性化する
- 分泌、産生する多糖類がインフルエンザウイルスの感染を防止する
- 内臓脂肪が減少する
- 睡眠の質を改善する

ヨーグルト

インフルエンザウイルスの感染を防止する」[9]「内臓脂肪が減少する」[10]「睡眠の質を改善する」[11, 12] といった独自の機能があることが報告されています（表）。これからも、健康維持に有用な機能をもつ菌株が続々と見出だされるのではないかと思います。

引用・参考文献

1) Fuller, R. Probiotics in man and animals. J. Appl. Bacteriol. 66（5）, 1989, 365-78.
2) George, WL. et al. Aetiology of antimicrobial-agent-associated colitis. Lancet. 1（8068）, 1978, 802-3.
3) Tissier, H. Traitement des infections intestinales par la méthode de la flore bactérienne de l'intestin. Crit. Rev. Soc. Biol. 60, 1906, 359-61.
4) Metchnikoff, É. et al. "Lactic acid as inhibiting intestinal putrefaction". The Prolongation of Life : Optimistic Studies. Mitchell, PC. ed. London, Heinemann, 1907, 161-83.
5) Lilly, DM. et al. Probiotics : Growth-Promoting Factors Produced by Microorganisms. Science. 147（3659）, 1965, 747-8.
6) Miraglia Del Giudice, M. et al. Bifidobacterium mixture（B longum BB536, B infantis M-63, B breve M-16V）treatment in children with seasonal allergic rhinitis and intermittent asthma. Ital. J. Pediatr. 43（1）, 2017, 25.
7) Ohtsu, T. et al. The Effect of Continuous Intake of Lactobacillus gasseri OLL2716 on Mild to Moderate Delayed Gastric Emptying : A Randomized Controlled Study. Nutrients. 13（6）, 2021, 1852.
8) Komano, Y. et al. Efficacy of heat-killed Lactococcus lactis JCM 5805 on immunity and fatigue during consecutive high intensity exercise in male athletes : a randomized, placebo-controlled, double-blinded trial. J. Int. Soc. Sports Nutr. 15（1）, 2018, 39.
9) Ishikawa, H. et al. Exopolysaccharides from Lactobacillus delbrueckii ssp. bulgaricus OLL1073R-1 prevent influenza virus infection and attenuate secondary bacterial infection risk. Lett. Appl. Microbiol. 74（5）, 2022, 632-9.
10) Sato, S. et al. Effects of Bifidobacterium longum BB536 and Bifidobacterium breve MCC1274 on Body Composition in Normal and Overweight Adults in Randomized Placebo-Controlled Study. Nutrients. 16（6）, 2024, 815.
11) Chu, A. et al. Daily consumption of Lactobacillus gasseri CP2305 improves quality of sleep in adults : A systematic literature review and meta-analysis. Clin. Nutr. 42（8）, 2023, 1314-21.
12) Takada, M. et al. Beneficial effects of Lactobacillus casei strain Shirota on academic stress-induced sleep disturbance in healthy adults : a double-blind, randomised, placebo-controlled trial. Benef. Microbes. 8（2）, 2017, 153-62.

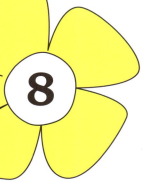

8 脳腸相関ってどのようなもの？

 1 脳と腸の結びつき

　人間が「考え」「行動する」のは、脳のはたらきによるとされています。視覚、聴覚、触覚、味覚などの知覚から得られる情報を判断し、自分の意思などに基づいて対処するのは、たしかに脳を中心に行われています。しかし、近年の研究で、腸が脳のはたらきにさまざまな影響を与えていることがわかってきました。

　たとえば「お腹の調子が悪いときには、気分も沈みがちで、集中力も低下する」とか、「お腹の調子が悪いと、よく眠れない」などです。

　脳も腸の活動に影響を与えます。「心理的ストレスで、下痢をした」とか、「うつ病の患者さんが、食欲がない」などです。

　こうした脳と腸の相互の関連を脳腸相関（gut-brain axis）[1, 2]と呼んでいます。また、腸と脳の関連には腸内フローラの影響が大きいことから、脳-腸-微生物相関（microbiota-gut-brain axis）[3, 4]と呼ぶこともあります。ちなみに、日本語では脳→腸の順で表記されることが多いようですが、英語では腸（gut）→脳（brain）の順で表記されることが多いようです。字も似ているので、まぎらわしいですね。

 2 脳と腸を結ぶルート

　脳腸相関についてはまさに研究がすすめられているところなので、今後も新しい知見が次々と発表される可能性がありますが、現在知られていることについてまとめます（**図1**）[1～12]。

①脳と腸を結ぶ神経ルート：おもに迷走神経

　腸には数億個もの神経細胞が存在することが知られており、腸管神経系（ENS）[5]と呼ばれています。脊髄よりも複雑な神経ネットワークを形成しており、腸は『第2の脳』ともいわれます。

　脳と腸を結ぶルートとして、重要なはたらきをもっているのが迷走神経です。迷走神経を構成する神経線維の80％は末梢から脳へと向かう求心性線維で、残りの20％が脳から

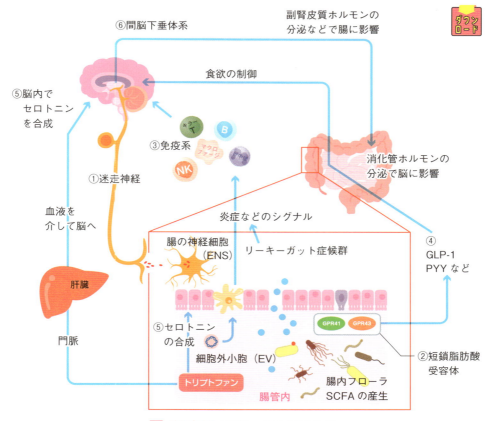

図 脳腸相関（文献1〜12を参考に作成）

末梢へ向かう遠心性線維です。一部の求心性線維の末端は腸壁に達しており、腸から吸収されたさまざまな物質によって活性化されます。γ-アミノ酪酸（GABA）が迷走神経を活性化し、脳が満腹感を感じることも報告されています[6]。腸内細菌によって産生される酪酸などの短鎖脂肪酸（SCFA）も、迷走神経に直接作用し活性化すると考えられています[7]。迷走神経はこうして腸の情報を脳に伝えるはたらきをしています。

迷走神経が腸の情報を脳に伝えています。GABAは迷走神経を活性化し、脳に満腹感を感じさせます

②腸内細菌の産生する代謝産物ルート

腸内細菌が産生したSCFAは、GPR41やGPR43といった受容体を介して代謝や食欲の制御を行っています（第1章5［28ページ］参照）[8, 9]。

③免疫系ルート

　腸管のバリア機能が低下すると、菌の毒素などが体内に侵入するリーキーガット症候群（第2章1［50ページ］参照）を発症します。また、腸内細菌の産生する物質などが、樹状細胞などを経て免疫系の細胞の活性を変化させ、脳内のミクログリア細胞などの活動に影響を与えます。また、免疫系の細胞から放出されるTNF-α、IL-6、IL-10などのサイトカインは、炎症の制御などをとおして脳の活動に影響を与えます。

　腸内フローラの異常は、神経毒性を有する反応性アストロサイト（A1アストロサイト）の増加や、神経細胞の活動を維持するために必要なアストロサイトの老化（センセンス［細胞の増殖が停止した状態］）などをひき起こします[10]。

　こうした変化は、細菌から放出される細胞外小胞（EV、第3章1［90ページ］参照）によってもひき起こされます[11,12]。

④内分泌ルート

　腸のL細胞は、グルカゴン様ペプチド-1（GLP-1）やペプチドYY（PYY）といった消化管ホルモンを産生します。GLP-1やPYYは、食欲の制御などに重要です（第1章5［28ページ］参照）。

⑤神経伝達物質ルート

　腸内で産生されたトリプトファンは、腸クロム親和性細胞（EC細胞）でセロトニンの合成に使用されます。セロトニンは、腸管神経系（ENS）のはたらきに重要です。SCFAは、EC細胞のセロトニン合成を促進します[5]。

　また、腸管から吸収されたトリプトファンは、脳内でセロトニン合成に利用され、感情などの制御に関与しています。

⑥間脳下垂体系ルート

　脳腸相関は、腸から脳のみでなく脳から腸への制御も行われ、双方向のシステムと考えられています。

　心理的ストレスは、間脳（視床下部）から副腎皮質刺激ホルモン放出ホルモン（CRH）の分泌を増加させます。これにより、下垂体前葉から副腎皮質刺激ホルモン（ACTH）が分泌され、副腎からコルチゾールなどが分泌されます。コルチゾールは、腸内フローラにさまざまな影響を与えると考えられています[4]。

⑦自律神経ルート：腸管蠕動や排便への影響

　腸管の蠕動は、交感神経や副交感神経により制御されています。感情の変化や心理的ス

トレスなどは、交感神経や副交感神経を経て腸管の蠕動に影響を与え、便秘や下痢など排便の異常をひき起こします。

上記のほかにも脳と腸には複雑な結びつきがあると思われます。なかには未知のメカニズムもあるかもしれません。今後、さらに研究がすすめられると思います

3 脳腸相関と食物繊維、プロバイオティクス

　発酵性食物繊維が腸内細菌によって分解されることにより、酢酸、酪酸などのSCFAが産生されます。SCFAは、GPR41、GPR43などの受容体を介して、あるいは、迷走神経を直接活性化するほかEC細胞でのセロトニン合成を促進することにより、脳腸相関に影響を与えることが予想されます。

　現在のところ、食物繊維の摂取が脳腸相関に具体的にどのような影響を与えるのかについては、不明な点が多いようです[13]。

　近年、グアーガム加水分解物（PHGG）が、健康な高齢者の認知機能や睡眠の質を改善したという無作為二重盲検プラセボ対照試験の結果が報告されました[14]。

　食物繊維の摂取量と、うつや不安などの症状の関連について検討したメタ解析も行われています[15]。横断研究では、食物繊維の摂取量が少ないとうつや不安などの症状の罹患率が高いことが報告されましたが、ランダム化比較試験では、食物繊維の摂取によるうつや不安などの症状の変化に有意差は認められませんでした。食物繊維が脳の機能に与える影響については、さらなる検討が必要です。

　脳腸相関に関する研究は、食物繊維より、プロバイオティクスの領域でさかんになっています。

　シロタ株（*Lacticaseibacillus paracasei* strain Shirota）を含む飲料を飲むことで、睡眠の質が改善したという研究結果が報告されています。試験前の医学部の学生で睡眠時の脳波を調べてみたところ、対照群では、試験が近づくと、もっとも深い眠りを示すノンレムステージ3の時間が減少したのに対して、シロタ株飲用群では、ノンレムステージ3の時間の減少が認められませんでした[16]。睡眠の質の改善は、ガセリCP2305株（*Lactobacillus gasseri* CP2305）を用いた研究[17]でも報告されています。

　アシドフィルス菌（*Lactobacillus acidophilus*）やカゼイ菌（*Lactobacillus casei*）、ビフィズス菌（*Bifidobacterium bifidum*）などのプロバイオティクス[18]や、薬剤としても使用されているミヤイリ菌（*Clostridium butyricum* MIYAIRI 588）[19]が、うつ病の症例の症状を改善したという研究結果も報告されています。

4 精神疾患の症例における腸内フローラの変化と便移植

うつ病や自閉スペクトラム症などの精神疾患と腸内フローラの関係が注目されています[20、21]。

うつ病の症例では、バクテロイデス目（*Bacteroidales*）の増加[22、23]やファーミキューテス門（*Firmicutes*）の減少[23]、ビフィズス菌（*Bifidobacterium*）や乳酸菌（*Lactobacillus*）の減少[24]といった腸内フローラの変化（dysbiosis）が報告されています。

自閉スペクトラム症では、クロストリジウム（*Clostridium*）属、とくに、神経毒を産生する *Clostridium histolyticum* の増加[25]や、*Sutterella* という菌の増加[26、27]、粘液を分解する *Ruminococcus torques* という菌の増加[27]が報告されています。*Ruminococcus torques* は、自閉スペクトラム症の症例に多くみられる胃腸症状やリーキーガット症候群[28]との関連が指摘されています。

近年、うつ病や自閉スペクトラム症の症例の症状を改善することを目的に、便移植（第2章6［74ページ］参照）を行う試みが行われています。自閉スペクトラム症の症例では、特定臨床研究が終了し、症状の有意な改善が認められたとのことです[29]。今後、安全性や費用などの問題も含め、検討が継続されると思われます。

引用・参考文献

1) Konturek, SJ. et al. Brain-gut axis and its role in the control of food intake. J. Physiol. Pharmacol. 55（1 Pt 2），2004, 137-54.
2) 福土審．脳腸相関と機能性消化管障害．日本消化器病学会雑誌．117（10），2020, 834-9.
3) Cryan, JF. et al. The Microbiota-Gut-Brain Axis. Physiol. Rev. 99（4），2019, 1877-2013.
4) Alharthi, A. et al. The Human Gut Microbiome as a Potential Factor in Autism Spectrum Disorder. Int. J. Mol. Sci. 23（3），2022, 1363.
5) 尾畑佑樹．腸内細菌による消化管神経回路の修飾．腸内細菌学雑誌．36（1），2022, 21-7.
6) Nakamura, U. et al. Dietary Gamma-Aminobutyric Acid (GABA) Induces Satiation by Enhancing the Postprandial Activation of Vagal Afferent Nerves. Nutrients. 14（12），2022, 2492.
7) Han, Y. et al. Vagus Nerve and Underlying Impact on the Gut Microbiota-Brain Axis in Behavior and Neurodegenerative Diseases. J. Inflamm. Res. 15, 2022, 6213-30.
8) Lee, DH. et al. GPR41 and GPR43：From development to metabolic regulation. Biomed. Pharmacother. 175, 2024, 116735.
9) 吉田貞夫．"食物繊維"．消化・吸収・代謝と栄養素のすべてがわかるイラスト図鑑：保存版．ニュートリションケア 2020 年秋季増刊．ニュートリションケア編集室編．大阪，メディカ出版，2020, 122-5.
10) Zhang, L. et al. Gut microbiota-astrocyte axis：new insights into age-related cognitive decline. Neural Regen. Res. 20（4），2025, 990-1008.
11) Choi, Y. et al. Gut microbe-derived extracellular vesicles induce insulin resistance, thereby impairing glucose metabolism in skeletal muscle. Sci. Rep. 5, 2015, 15878.
12) Kim, NY. et al. Effect of gut microbiota-derived metabolites and extracellular vesicles on neurodegenerative disease in a gut-brain axis chip. Nano Converg. 11（1），2024, 7.
13) Schneider, E. et al. Fibre & fermented foods：differential effects on the microbiota-gut-brain axis. Proc. Nutr. Soc. 2024, 1-16.
14) Abe, A. et al. Effectiveness of Partially Hydrolyzed Guar Gum on Cognitive Function and Sleep Efficiency in Healthy Elderly Subjects in a Randomized, Double-Blind, Placebo-Controlled, and Parallel-Group Study. Nutrients. 16（8），2024, 1211.

15) Aslam, H. et al. Fiber intake and fiber intervention in depression and anxiety : a systematic review and meta-analysis of observational studies and randomized controlled trials. Nutr. Rev. 82（12）, 2024, 1678-95.
16) Takada, M. et al. Beneficial effects of Lactobacillus casei strain Shirota on academic stress-induced sleep disturbance in healthy adults : a double-blind, randomised, placebo-controlled trial. Benef. Microbes. 8（2）, 2017, 153-62.
17) Chu, A. et al. Daily consumption of Lactobacillus gasseri CP2305 improves quality of sleep in adults : A systematic literature review and meta-analysis. Clin. Nutr. 42（8）, 2023, 1314-21.
18) Akkasheh, G. et al. Clinical and metabolic response to probiotic administration in patients with major depressive disorder : A randomized, double-blind, placebo-controlled trial. Nutrition. 32（3）, 2016, 315-20.
19) Miyaoka, T. et al. Clostridium butyricum MIYAIRI 588 as Adjunctive Therapy for Treatment-Resistant Major Depressive Disorder: A Prospective Open-Label Trial. Clin. Neuropharmacol. 41（5）, 2018, 151-5.
20) 功刀浩. うつ病・自閉症と腸内細菌叢. 腸内細菌学雑誌. 32（1）, 2018, 7-13.
21) 黒川駿哉ほか. 腸内細菌と自閉症スペクトラム障害. 日本生物学的精神医学会誌. 30（2）, 2019, 55-9.
22) Naseribafrouei, A. et al. Correlation between the human fecal microbiota and depression. Neurogastroenterol. Motil. 26（8）, 2014, 1155-62.
23) Jiang, H. et al. Alterec fecal microbiota composition in patients with major depressive disorder. Brain Behav. Immun. 48, 2015, 186-94.
24) Aizawa, E. et al. Possible association of Bifidobacterium and Lactobacillus in the gut microbiota of patients with major depressive disorder. J. Affect. Disord. 202, 2016, 254-7.
25) Parracho, HM. et al. Differences between the gut microflora of children with autistic spectrum disorders and that of healthy children. J. Med. Microbiol. 54（Pt 10）, 2005, 987-91.
26) Williams, BL. et al. Application of novel PCR-based methods for detection, quantitation, and phylogenetic characterization of Sutterella species in intestinal biopsy samples from children with autism and gastrointestinal disturbances. mBio. 3（1）, 2012, e00261-11.
27) Wang, L. et al. Increased abundance of Sutterella spp. and Ruminococcus torques in feces of children with autism spectrum disorder. Mol. Autism. 4（1）, 2013, 42.
28) de Magistris, L. et al. Alterations of the intestinal barrier in patients with autism spectrum disorders and in their first-degree relatives. J. Pediatr. Gastroenterol. Nutr. 51（4）, 2010, 418-24.
29) 腸内フローラ移植臨床研究会. 特定臨床研究「自閉スペクトラム症に対する新規糞便微生物移植法の有効性と安全性に関する特定臨床研究」報告. （https://fmt-japan.org/post/14012）.

第2章

食物繊維のとりかた・腸内環境のととのえかたを知ろう

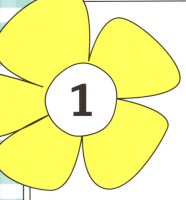

1 食物繊維が不足すると……

 1 不足すると、いろいろと困る食物繊維

　私たちは、糖質、脂質、たんぱく質のほかビタミン、ミネラルといった微量栄養素を摂取して生活しています。糖質、脂質などのエネルギーが不足すると、空腹感や、場合によっては低血糖症状などが出現します。エネルギーの不足が長期に持続すると、体重が減少し、飢餓状態となり、生命の危機に直面します。たんぱく質が不足すると、骨格筋が分解され、サルコペニアが進行し、日常生活動作（ADL）が低下します。こちらも、長期に持続すると生命の危機に直面します。鉄が不足して貧血、ビタミンB_1が不足して脚気……など、さまざまな栄養素の不足や欠乏は、生命の維持に大きな影響を与えます。

　それでは、食物繊維が不足した場合はどうでしょうか？　じつは、食物繊維も私たちの体のさまざまな機能に関連があり、食物繊維の不足や欠乏は、重大な問題をひき起こす可能性があります（表）。

　それぞれについて説明する前に、マウスに食物繊維を与えないようにして、どのような変化が起こるかという研究結果[1]をご紹介しましょう。21日間、食事から食物繊維を除去すると、小腸の重量が減少し、十二指腸、空腸、回腸のクリプト（陰窩）の深さが減少しました。小腸粘膜がうすくなったということです。結腸の重量も減少しました。結腸内のグルカゴン様ペプチド-1（GLP-1）、グルカゴン様ペプチド-2（GLP-2）、ペプチドYY（PYY）といった消化管ホルモンも減少していました。期間をさらに延長し、112日間食物繊維を除去すると、腸の透過性が亢進しました。後述する「リーキーガット症候群」を発症したと考えられます。

　別の研究で、105日間、食事から食物繊維を除去すると、位置見当識や時間的順序記憶などの認知機能が低下したと報告されています。海馬シナプスの喪失、マイクログリアによるシナプス貪食が認められ、それに関連して、腸内フローラの変化、短鎖脂肪酸（SCFA）産生の低下も認められました[2]。海馬シナプスの喪失、マイクログリアによるシナプス貪食は、アルツハイマー型認知症などでも認められる所見です。

　マウスに起こった変化がそのままヒトにあてはまるとは限りませんが、この本を最後まで読んでいただくと、腸の変化、ホルモンの変化、炎症や免疫能の変化、そして、脳の変化がヒトでも十分起こりうるということを理解していただけると思います。

表 食物繊維の不足によって起こる可能性のある問題

- 排便の不調（便秘［第3章10参照］、過敏性腸症候群の症状増悪［第3章11参照］）
- 経腸栄養中の下痢（第3章13参照）
- 腸内フローラの異常（dysbiosis）
- リーキーガット症候群
- 心血管疾患の発症、死亡率の増加（第3章4参照）
- 脳卒中の発症（第3章3参照）
- 2型糖尿病の発症（第3章1参照）
- 脂質異常症の発症（第1章6参照）
- がんによる死亡率の増加（第3章5、6参照）
  （大腸がん、食道がん、乳がんなど）
- 免疫力の低下、易感染性
- 肥満（第3章7参照）
- 認知機能の低下、心理的影響（第1章8参照）

2 食物繊維の特徴と体の機能への役割

表のそれぞれの疾患、病態に関しては、他項でくわしく説明することとして、本項では、食物繊維のどのような特徴が体の機能に影響をおよぼすのかを全体的に解説したいと思います。

食物繊維が上記の疾患、病態に与える影響を4つに分類してみました。1つ目は粘性、保水性などの物性、2つ目は腸内環境の改善、3つ目は生活環境の改善、そして、それ以外の作用です（）[3]。

物性
・粘性
・保水性
→便量増加 排便適正化

腸内環境の改善
・短鎖脂肪酸の産生
・腸内pHの調整
・腸内フローラの改善

生活習慣の改善
・ビタミン摂取量の増加
・脂質摂取量の減少
・エネルギー摂取量の減少

そのほかの作用
・代謝の制御
・抗炎症作用
・エストロゲン活性の抑制

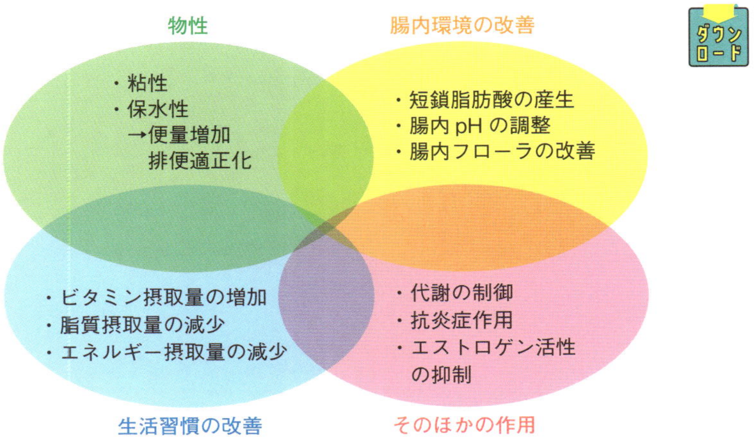

図1 食物繊維が疾患、病態に与える影響（文献3を参考に作成）

物性による影響

　食物繊維は粘性をもつものが多く、保水性があります。便秘や経腸栄養中の下痢を防止する効果には、こうした食物繊維の物性の影響が大きいと考えられます（第3章10［139ページ］、第3章11［145ページ］参照）。

　食物繊維、とくに不溶性食物繊維は、便の量を増加させ、消化管通過時間を短縮することも大きな特徴です。消化管通過時間の短縮は、便秘を改善するだけでなく、大腸がんの発生を防止する可能性も指摘されています。

　食物繊維は、糖や脂質、胆汁酸を吸着し、吸収を抑制する作用があります。この作用によって、血糖の急激な上昇やLDLコレステロールの上昇が抑制されます。

腸内環境の改善

　発酵性食物繊維は、腸内細菌によって分解され、酢酸、プロピオン酸、酪酸などの短鎖脂肪酸を産生します。短鎖脂肪酸は、腸内のpHを弱酸性に維持し、腸内フローラの維持、腸管のバリア機能の維持に重要です（図2、3）[4,5]。

　酪酸は、モノカルボン酸トランスポーター（MCT）-1などを介して、腸上皮細胞のエネルギー源になるほか、GPR（G-protein-coupled receptor）41/43を介して、代謝の制御に関与しています（第1章5［28ページ］参照）。

　正常な腸上皮は、樹状細胞（DC）などを介して全身の免疫の制御を行っています（図2）[4]。

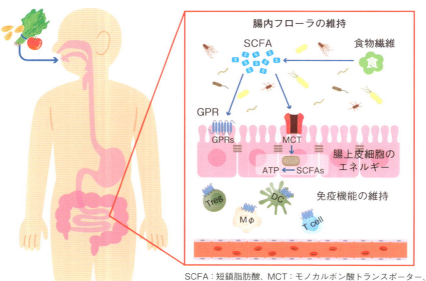

SCFA：短鎖脂肪酸、MCT：モノカルボン酸トランスポーター、
Treg：制御性T細胞、Mφ：マクロファージ、DC：樹状細胞、T cell：T細胞

図2　食物繊維と短鎖脂肪酸（文献4を参考に作成）

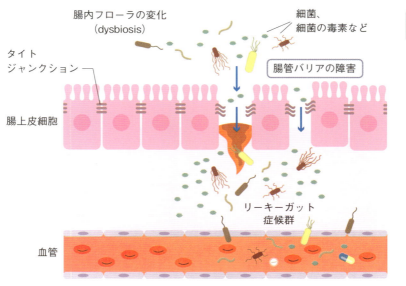

図3 リーキーガット症候群（文献5を参考に作成）

　酢酸は、腸上皮細胞同士の接着（タイトジャンクション）を強化し、腸管内の細菌や細菌の産生する毒素などの侵入を防いでいます。しかし、このバリア機能が破綻すると、腸管内の細菌や細菌の産生する毒素などが体内に侵入、慢性炎症や自己免疫疾患、アレルギーなどの原因となると考えられ、リーキーガット症候群と呼ばれています（図3）[5]。

生活環境の改善

　食物繊維を摂取するために、食事に野菜やくだものを取り入れることで、糖質、脂質の摂取を減らすことができます。野菜やくだものには、ビタミン、ミネラルなど、体に必要な栄養素が多く含まれているため、それらの栄養素の不足を補うことができます。

　食物繊維を摂取することで、早期に満腹感を得ることができるため、食事全体の量を減らすことにもつながります。いわゆるベジタブルファースト（ベジファースト）です[6]。食物を摂取すると、胃壁が伸展されます。胃壁の伸展によるシグナルは、迷走神経を経て、視床下部へと伝達され、食欲が抑制されます。また、野菜を食べるときには、何度も咀嚼することが必要になります。咀嚼運動は、視床下部でのヒスタミンの産生を増加させ、食欲を抑制するといわれています[7]。

かむことで満足感アップ！

食物繊維のそのほかの作用

　食物繊維には、代謝を制御する機能があることも知られています。食物繊維が分解されて産生される酪酸は、GPR41 や GPR43 を介して代謝に影響を与えます（第 1 章 8［42 ページ］参照）。

　食物繊維の摂取が乳がん発症のリスクを低下させることが知られています。乳がんの発症を抑制するメカニズムとして、インスリン様成長因子-1（IGF-1）の作用や血中のエストロゲンの濃度を制御する作用があるのではないかといわれていますが、くわしいことはよくわかっていません（第 3 章 6［119 ページ］参照）。

その症状、食物繊維の不足では？

　上記のような多彩な機能をもつ食物繊維ですが、近年、日本では摂取量が不足している人が少なくありません。令和 4 年の『国民健康・栄養調査』では、20 歳以上の成人での摂取量は、平均 18.8g でした[8]。

　便秘や下痢、高血糖、LDL コレステロールの上昇、肥満、免疫力の低下、うつや不安などの精神症状……、もしかすると、食物繊維の不足によるものかもしれません。ぜひ、1 日の食物繊維の摂取量を確認してみてください。

引用・参考文献

1) Hunt, JE. et al. Dietary Fiber Is Essential to Maintain Intestinal Size, L-Cell Secretion, and Intestinal Integrity in Mice. Front. Endocrinol（Lausanne）. 12, 2021, 640602.
2) Shi, H. et al. A fiber-deprived diet causes cognitive impairment and hippocampal microglia-mediated synaptic loss through the gut microbiota and metabolites. Microbiome. 9（1）, 2021, 223.
3) 吉田貞夫．食物繊維とがん発症のリスク：ナラティブ・レビュー．日本病態栄養学会誌．投稿中．
4) Al-Qadami, GH. et al. Gut Microbiota-Derived Short-Chain Fatty Acids : Impact on Cancer Treatment Response and Toxicities. Microorganisms. 10（10）, 2022, 2048.
5) Paray, BA. et al. Leaky Gut and Autoimmunity : An Intricate Balance in Individuals Health and the Diseased State. Int. J. Mol. Sci. 21（24）, 2020, 9770.
6) Imai, S. et al. Effect of eating vegetables before carbohydrates on glucose excursions in patients with type 2 diabetes. J. Clin. Biochem. Nutr. 54（1）, 2014, 7-11.
7) Fujise, T. et al. Satiation and masticatory function modulated by brain histamine in rats. Proc. Soc. Exp. Biol. Med. 217（2）, 1998, 228-34.
8) 厚生労働省．令和 4 年「国民健康・栄養調査」の結果．（https://www.mhlw.go.jp/stf/newpage_42694.html，2024 年 12 月閲覧）．
9) Naito, Y. et al. Gut microbiota differences in elderly subjects between rural city Kyotango and urban city Kyoto : an age-gender-matched study. J. Clin. Biochem. Nutr. 65（2）, 2019, 125-31.
10) 宮入近治．糞便より分離せる新芽胞菌の性状に就て．千葉医会誌．13, 1935, 2311-5.
11) Miyaoka, T. et al. Clostridium butyricum MIYAIRI 588 as Adjunctive Therapy for Treatment-Resistant Major Depressive Disorder : A Prospective Open-Label Trial. Clin. Neuropharmacol. 41（5）, 2018, 151-5.

近年ウワサの酪酸菌って？

　近年、インターネットなどで「長寿のヒミツは酪酸菌」といった記事を多くみかけます。こうした記事のもとになっているのが、京都府北部の京丹後市で行われた「京丹後長寿コホート研究」[9]です。京丹後市は、百歳以上高齢者（百寿者）の数が、人口10万人あたり133人で、全国平均の48人に対して約3倍だそうです。

　京丹後市の長寿の原因を調べた結果、腸内フローラのパターンもその原因の一つであることが報告されました[9]。京丹後市の高齢者では、対照とした京都市の高齢者と比較して、バクテロイデス（*Bacteroidetes*）、プロテオバクテリア（*Proteobacteria*）の割合が少なく、ファーミキューテス（*Firmicutes*）の割合が多いことがわかりました。ファーミキューテスのなかでも、ロゼブリア（*Roseburia*）、コプロコッカス（*Coprococcus*）、ラクノスピラ（*Lachnospiraceae*）といった菌が多くみられました。これらの菌は、酪酸を産生する菌（酪酸産生菌）で、クロストリジウム・クラスターXIVa（*Clostridium cluster* XIVa）に属しています。クロストリジウム・クラスターXIVaに、慢性炎症を抑制するはたらきがあるといわれています。

　上記の研究により、腸内フローラのパターン、とくに酪酸産生菌の増殖は、長寿と関連している可能性が示唆されました。この研究の『酪酸産生菌』を略して「長寿のヒミツは酪酸菌」と記載されているわけです。

　医療の業界で、かねてから『酪酸菌』と呼んでいたのは、上記の酪酸産生菌ではなく、*Clostridium butyricum* という菌です。酪酸（butyric acid）を産生する菌としては初期に発見されたためにこの名前がつけられました。

　C. butyricum のなかでも、1933年、宮入近治博士により発見・同定されたミヤイリ菌（MIYAIRI 588）株は、プロバイオティクスとして使用されています[10]。1940年、医薬品「ミヤリサン®」として発売され、現在も市販薬として使用されたり、薬剤として医師によって処方されています。

　ヒトの10〜20％では、もともと腸管内に *C. butyricum* が生息しています。そのなかでも、腐敗菌に対して強い拮抗作用がある株として同定されたのがMIYAIRI 588株です。胃酸や抗菌薬に対する抵抗性が強く、芽胞を形成するため、室温や水分のない環境でも長期に生存することができます。長年の研究で、ヒトに対する安全性も確立されています。近年では、MIYAIRI 588株が、うつ病の症例の症状を改善したという研究結果も報告されています（第1章8［42ページ］参照）[11]。

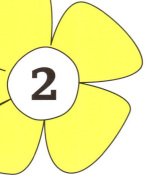

2 食物繊維は、とればとるほどよいの？

 日本人は食物繊維が不足している？

　1947年の『国民栄養の現状』によれば、日本人の食物繊維摂取量は1日27gほどでした。その後、食生活の欧米化などに伴い、食物繊維の摂取量は減少し、2010年には1日15g未満になってしまいました。近年、食物繊維摂取の重要性が見直され、食物繊維の摂取量は増加傾向ですが、依然として1日20gに達しません。令和4年の『国民健康・栄養調査』では、20歳以上の成人の摂取量は1日18.5gでした（図1）[1〜3]。

　令和4年の『国民健康・栄養調査』[3]では、20歳以上の成人の野菜摂取量の平均値は270.3g（男性277.8g、女性263.9g）で、年々減少傾向です。年齢階級別にみると、男女とも20歳代でもっとも少ないことが報告されています（図2）[3]。食生活の変化もさることながら、近年の物価上昇、気候変動などの影響で、今後も野菜の摂取量は減少する可能性があります。若い世代で野菜の摂取量が少ないのは、ここ数十年ずっと変わらない傾向です。思い返すとワタクシも、若いころは野菜をあまり食べなかったかもしれません。外食やファストフード、インスタント食品などを食べることが多いと、野菜の摂取は不足し

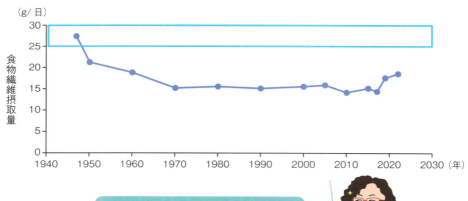

青色の四角はWHOが推奨する摂取量ですが、近年はそこまで達していません

図1 日本人の食物繊維摂取量（文献1〜3を参考に作成）

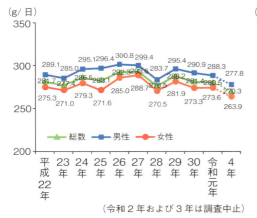

野菜摂取量の平均値の年次推移
(20歳以上)(平成22〜令和元、4年)
(令和2年および3年は調査中止)

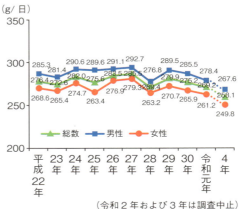

年齢調整した、野菜摂取量の平均値の年次推移
(20歳以上)(平成22〜令和元、4年)
(令和2年および3年は調査中止)

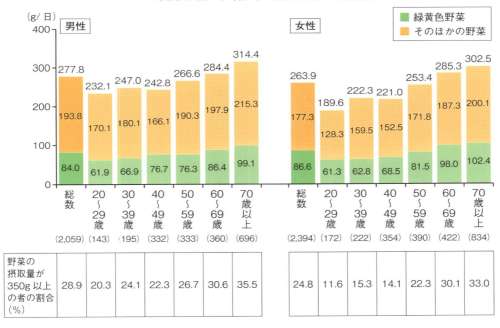

図2 令和4年の日本人の野菜摂取量の平均（文献3より引用・改変）

がちです。年齢が上がるにつれ、2型糖尿病、虚血性心疾患、脳卒中を防止するため、野菜を多めにとることを心がける人が多くなるようです。

2 食物繊維の摂取量の世界基準

　食物繊維の摂取量と、虚血性心疾患（狭心症、心筋梗塞など）、脳卒中、2型糖尿病、がんなどの発症率、死亡率、リスク要因などを検討したメタ解析では、1日25〜29gの食物繊維を摂取した場合に最大の効果が得られたと報告されています[4]。世界保健機関（WHO）は、2023年に発表したガイドライン[5]で「成人では、少なくとも1日25gの天然の食物繊維を食事から摂取することを強く推奨する」と記載しています。「少なくとも」「天然の」「食事から」「強く推奨」……ハードルの高い言葉が並んでいます。

　WHOのガイドライン[5]では「成人は野菜、くだものを1日400g摂取すべきだ」とも記載しており、こちらも強く推奨されています。日本人の平均の摂取量270.3gと比較すると、およそ1.5倍の量です。小児においても、2〜5歳は野菜250g、食物繊維15g、6〜9歳は野菜350g、食物繊維21gを摂取することが推奨されています。

3 日本人の食物線維摂取の目標量

　こうした国際的な流れをうけて、『日本人の食事摂取基準（2025年版）』[6]では、「健康への利益を考えた場合、少なくとも1日あたり25gは食物繊維を摂取したほうがよいと考えられる」と記載されています。しかし、現状の日本人の摂取量を考えると「実施可能性は低い」とも書かれています。

　目標量の算出には、成人における食物繊維摂取量の中央値13.3g/日と、25g/日との中間値である19.2g/日を参照値とし、性・年齢区分ごとの参照体重を用いた下記の式を使用したと記載されています。

● $19.2\ (g/日) \times [性・年齢区分ごとの参照体重\ (kg) \div 58.6\ (kg)]^{0.75}$

　こうして求められた食物繊維摂取の目標値が 表[6]です。目標量とは、「生活習慣病の発症予防を目的として、特定の集団において、その疾患のリスクや、その代理指標となる生体指標の値が低くなると考えられる栄養状態が達成できる量として算定し、現在の日本人が当面の目標とすべき摂取量」です。成人男性では1日20〜22g、女性では1日17〜18gが摂取の目標量です。前述した令和4年の『国民健康・栄養調査』で示された、現状の日本人が摂取している食物繊維の量と比較すると、まだまだ食物繊維が不足していることがわかります。

表 食物繊維摂取の目標値（文献6より引用）

性別 年齢など	男性 目標量（g/日）	女性 目標量（g/日）
0～5（月）	−	−
6～11（月）	−	−
1～2（歳）	−	−
3～5（歳）	8以上	8以上
6～7（歳）	10以上	9以上
8～9（歳）	11以上	11以上
10～11（歳）	13以上	13以上
12～14（歳）	17以上	16以上
15～17（歳）	19以上	18以上
18～29（歳）	20以上	18以上
30～49（歳）	22以上	18以上
50～64（歳）	22以上	18以上
65～74（歳）	21以上	18以上
75以上（歳）	20以上	17以上
妊婦		18以上
授乳婦		18以上

4 食物繊維はとりすぎることはないの？

　WHOのガイドラインのもとになった疾患の発症率、死亡率、リスク要因などを検討したメタ解析[4]では、1日30g以上の食物繊維を摂取した場合にも、疾患の発症率、死亡率、リスク要因などが上昇することはありませんでした。虚血性心疾患、脳卒中、2型糖尿病、がんなどの疾患を予防するという観点では、食物繊維はとりすぎるということはないようです。

　また、コラム（24ページ）で記載したように、『日本食品標準成分表2020年版（八訂）』[7]では、食物繊維の量の記載は、オリゴ糖などの低分子量水溶性食物繊維や難消化性でんぷんも含む量になっているので、以前より多い値となっています。これを基準に考えると、食事由来の不溶性食物繊維が不足してしまう可能性があります。健康増進をめざすうえでは、ややとりすぎくらいがちょうどよいのかもしれません。

　食物繊維を摂取すると、腹部膨満、腹痛、下痢、便秘などを発症することがあります。こうした症状を発症した際は、食物繊維の摂取を控えるのではなく、食物繊維の種類を変

更してみるとよいと思われます。

5 食物繊維はミネラルの吸収に影響する？

　食物繊維を多く摂取することで、ミネラルの吸収に影響が出ることがあるのでしょうか？

　食物繊維は、カルシウムの吸収を促進するとともに、腸内フローラを改善することで、骨粗鬆症を防ぐ可能性があるのではないかという研究があります[8]。鉄の吸収への影響については、十数年以上前の動物実験の結果があるのみで、ヒトでのエビデンスはありませんが、水溶性食物繊維は鉄の吸収を促進する[9]一方、オオバコなどの不溶性食物繊維は鉄の吸収を抑制する可能性がある[10]といわれています。

　ナッツ、米ぬかや小麦などの穀類、豆類などに多く含まれる食物繊維であるフィチン酸は、腸管内で亜鉛と非水溶性の複合体をつくり、亜鉛の吸収を阻害することが知られています[11]。亜鉛は皮膚、毛髪、粘膜を維持したり、免疫、血糖コントロールなどにおいて重要なはたらきがあります。不足しないよう十分な量を摂取することを心がける必要があります。

引用・参考文献

1) 独立行政法人国立健康・栄養研究所．国民栄養の現状．（https://www.nibiohn.go.jp/eiken/chosa/kokumin_eiyou/index.html）．
2) 厚生労働省．国民栄養調査（1994～2002年）．（https://www.mhlw.go.jp/bunya/kenkou/kenkou_eiyou_chousa.html）．
3) 厚生労働省．国民健康・栄養調査（2003～2023年）．（https://www.mhlw.go.jp/bunya/kenkou/kenkou_eiyou_chousa.html）．
4) Reynolds, A. et al. Carbohydrate quality and human health : a series of systematic reviews and meta-analyses. Lancet. 393（10170），2019，434-45．Erratum in : Lancet. 393（10170），2019，406.
5) WHO. Carbohydrate intake for adults and children : WHO guideline.（https://iris.who.int/bitstream/handle/10665/370420/9789240073593-eng.pdf?sequence=1）．
6) 厚生労働省．「日本人の食事摂取基準（2025年版）」策定検討会報告書．（https://www.mhlw.go.jp/stf/newpage_44138.html）．
7) 文部科学省．日本食品標準成分表2020年版（八訂）．（https://www.mext.go.jp/a_menu/syokuhinseibun/mext_01110.html）．
8) Whisner, CM. et al. Soluble Corn Fiber Increases Calcium Absorption Associated with Shifts in the Gut Microbiome : A Randomized Dose-Response Trial in Free-Living Pubertal Females. J. Nutr. 146（7），2016，1298-306.
9) Feltrin, C. et al. Effect of soluble fiber pectin on growth and intestinal iron absorption in rats during recovery from iron deficiency anemia. Biol. Trace Elem. Res. 129（1-3），2009，221-8.
10) Fernandez, R. et al. Components of fiber impair iron absorption in the dog. Am. J. Clin. Nutr. 35（1），1982，107-12.
11) 日本臨床栄養学会．亜鉛欠乏症の診療指針2024．（http://www.jscn.gr.jp/activities/gakkaishi/Practice%20Guideline%20for%20Zinc%20Deficiency.pdf）．

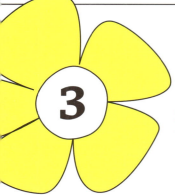

3 食物繊維を効率よく摂取したい

1 食物繊維の量を、よく「レタス何個分」っていうけれど……

よく、「レタス何個分の食物繊維」と書いてある広告などをみかけます。レタス1個には、どのくらいの食物繊維が含まれているか……というと、100gあたり1.1g[1]。レタス1個あたりの重さは約300gほどだそうで、レタス1個分まるまる食べたとしても、摂取できる食物繊維の量は約3.3gしかありません（図）。

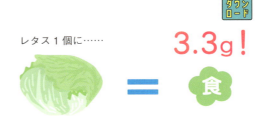

図 レタス1個分の食物繊維は……

レタスなどの葉野菜、とくにサラダなどで生で食べるものは、水分が多く食物繊維の量はそれほど多くありません。食物繊維を十分とった気になっていても、じつはそれほどとれていなかったということにもなりかねません。

2 レタスだけではとれない食物繊維

『日本人の食事摂取基準（2025年版）』[2]では、「健康への利益を考えた場合、少なくとも1日あたり25gは食物繊維を摂取したほうがよいと考えられる」と記載しています。しかし、日本人の平均の摂取量は1日20g未満で、25gは実際にはたやすく達成できる量ではないようです。そうした観点から、『日本人の食事摂取基準（2025年版）』では、当面目標とすべき摂取量を、成人男性で1日20〜22g、女性で1日17〜18gとしています。

世界保健機関（WHO）が2023年に発表したガイドライン[3]では、「成人では、少なくとも1日25gの天然の食物繊維を食事から摂取することを強く推奨する」と記載されており、可能であればさらに多く摂取することも推奨しています（第2章2［56ページ］参照）。

上記の量を摂取しようとすると、1日にレタスを7〜8個食べないといけないということになってしまいます。なかなか食べられるものではありません。また、レタスに含まれ

表 野菜、穀物に含まれる食物繊維の量（文献1を参考に作成）

食品	100gあたりの食物繊維(g)
レタス（葉茎菜類）	1.1
根菜類	
ごぼう（ゆで）	6.1
だいこん（生）	4.0
だいこんおろし	5.1
切り干し大根（ゆで）	3.7
にんじん（ゆで）	2.8
さつまいも（蒸し）	3.8
じゃがいも（ゆで）	3.1
さといも（水煮）	2.4
たけのこ（ゆで）	3.3
れんこん（ゆで）	2.3
こんにゃく	2.2
果菜類	
トマト（生）	1.0
トマト水煮缶	1.3
ミニトマト（生）	1.4
なす（油炒め）	2.6
青ピーマン（生）	2.3
葉茎菜類	
ブロッコリー（ゆで）	4.3
ほうれんそう（ゆで）	3.6
みずな（生）	3.0
にら（ゆで）	4.3
はくさい（生）	1.3
きのこ	
きくらげ（ゆで）	5.2
エリンギ（ゆで）	4.8
えのき（ゆで）	4.5
しいたけ（ゆで）	4.4
まいたけ（ゆで）	4.3
ぶなしめじ（ゆで）	4.2
なめこ（ゆで）	2.8

食品	100gあたりの食物繊維(g)
海藻	
ひじき（ゆで）	3.7
わかめ（ゆで）	3.2
おきなわもずく	2.0
穀物	
とうもろこし（ゆで）	3.1
ポップコーン	9.3
そば（ゆで）	2.9
玄米ごはん	1.4
押麦（ゆで）	4.2
ライ麦（全粒粉）	13.3
オートミール	9.4
豆類	
だいず（ゆで）	8.0
おから（生）	11.5
納豆	6.7
ひよこ豆（ゆで）	11.6
レンズ豆（ゆで）	9.4
あずき（ゆで）	12.1
くだもの	
アサイー（冷凍、無糖）	4.7
アボカド	5.6
キウイフルーツ（緑）	2.6
キウイフルーツ（黄）	1.4
りんご（皮なし）	1.4
いちご（生）	1.4
もも（白）	1.3
パインアップル	1.2
バナナ	1.1
みかん	1.0

る食物繊維の大半は不溶性食物繊維で、水溶性食物繊維はレタスの食物繊維の1割程度と考えられています。水溶性食物繊維もバランスよく摂取するためには、レタスを何十個も食べないといけないことになりますよね……。

　一般的に、葉野菜よりも根菜類や穀類のほうが食物繊維を効率よく摂取できるといわれています。さまざまな食材の100gあたりの食物繊維の量をみてみると、ゆでたごぼうは6.1g、ゆでたにんじんは2.8g、ゆでたじゃがいもは3.1gです（表）[1]。また、えのきやしいたけなどのきのこも、100gあたり4g以上の食物繊維を含むものがほとんどです。ごぼう、だいこん、にんじん、さつまいもなどの根菜類や、えのき、しいたけなどのきのこ類を選ぶことで、食物繊維を効率よく摂取できます。

3　調理法によって、食物繊維を"ちょい足し"

　にんじん100gあたりに含まれる食物繊維は、バーニャカウダのように生で食べると2.4gですが、ゆでると2.8g、油炒めだと3.1gです[1]。ゆでたり炒めたりすることで水分の含有量が減るため、食物繊維の含有量が増加します。根菜類などは、おかずだけでなく、具だくさんのみそ汁やスープなどにとり入れることにより、追加で数gの食物繊維を摂取することができます。

　大豆は、煮ものなどで食べるよりも、おからを利用したクッキーやコロッケなどを食べるほうが効率よく食物繊維を摂取できます。逆に豆腐は、製造過程で不溶性食物繊維を取り除いているため、食物繊維の含有量は100gあたり0.3gで、あまり効率はよくありません。ゆでたとうもろこし100gあたりの食物繊維は3.1gですが、ポップコーン（もともとのコーンの種類が違うこともありますが）だと9.3gです。

　このように、同じ食材でも調理法を工夫する、とくに水分を減らすことによって、食物繊維を摂取する効率が異なります。

4　食物繊維摂取量を増やすなら、全粒穀物、しかし……

　厚生労働省の『健康日本21』[4]では、野菜を1日350g以上摂取することが推奨されました。前述のWHOのガイドライン[3]では、1日400g以上が推奨されています。350～400gの野菜を写真で見ると、大きなお皿にたっぷり、あるいは、ざるなどに山盛りになっています。

　野菜やくだものには、食物繊維のほかに抗酸化作用をもつビタミン、ミネラル、そのほかの物質が含まれています。こうした物質の作用をいかすためにも、野菜やくだものを多く摂取することはとても重要です。しかし、工夫しても、1日に摂取できる野菜の量をな

かなか増やすことはできません。

　食物繊維を食事から効率よく摂取するなら、全粒穀物（全粒粉）を多くとり入れることがもっとも近道です。穀物は主食として食べることが多いため、おのずと多くの食物繊維を摂取できます。精製された穀物よりも、玄米、全粒粉などを選んだり、ご飯に大麦やもち麦、きびなどを混ぜることによって、さらに多くの食物繊維と抗酸化物質を摂取することができます。ゆでたとうもろこし1本（250g）で食物繊維を7.8gほど摂取できます。そば1人前（200g）で、食物繊維は5.8g摂取できます。ライ麦パン100gでも、食物繊維は6gほど摂取できます。にんじんをまるまる1本食べても食物繊維は4g程度なので、穀物のほうがずっと効率がよいといえます。

　しかし、穀物はエネルギー量が多いという問題があります。肥満を防止するためには、全粒穀物とはいえ、とりすぎは禁物です。また、2型糖尿病や脂質異常症をはじめ、エネルギー量を制限する必要のある症例では、一定量以上を摂取することは困難です。

5 サプリメントを利用する

　近年、さまざまな食物繊維を含むサプリメント製品が市販されています（第2章5［68ページ］参照）。水溶性食物繊維のグアーガム加水分解物（PHGG）、イヌリン、難消化性デキストリンや、不溶性食物繊維のサイリウム、そのほかにフラクトオリゴ糖、イソマルトオリゴ糖などの難消化性オリゴ糖などが市販されています。サプリメント製品を利用することで、無理なく食物繊維摂取量を増加させることができます。

引用・参考文献

1) 文部科学省．日本食品標準成分表2020年版（八訂）．(https://www.mext.go.jp/a_menu/syokuhinseibun/mext_01110.html)．
2) 厚生労働省．「日本人の食事摂取基準（2025年版）」策定検討会報告書．(https://www.mhlw.go.jp/stf/newpage_44138.html)．
3) WHO. Carbohydrate intake for adults and children : WHO guideline. 2023. (https://iris.who.int/bitstream/handle/10665/370420/9789240073593-eng.pdf)．
4) 厚生労働省．健康日本21（第三次）．(https://www.mhlw.go.jp/stf/seisakunitsuite/bunya/kenkou_iryou/kenkou/kenkounippon21_00006.html)．

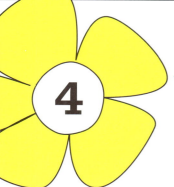

4 食物繊維を摂取するとよいタイミングがあるの？

1 食物繊維は朝・昼・夕のいつとるとよい？

　食物繊維は、朝・昼・夕の「いつでも」摂取を心がけるとよいと思います。その理由は、かなり積極的にとろうとしない限り、十分な量の摂取がむずかしいからです。

　『日本人の食事摂取基準（2025年版）』[1]では、当面目標とすべき摂取量を成人男性で1日20～22g、女性で1日17～18gとしています。世界保健機関（WHO）[2]は「成人では、少なくとも1日25gの天然の食物繊維を食事から摂取することを強く推奨する」と記載し、可能であれば、さらに多く摂取することも推奨しています（第2章2［55ページ］参照）。チャンスがあれば、いつでも摂取するといった意気込みが必要です（図）。

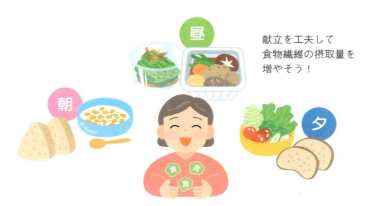

献立を工夫して食物繊維の摂取量を増やそう！

図　食物繊維を積極的に摂取しよう

　朝は簡単な食事ですませている、朝食は食べないという人もいるかもしれません。しかし、朝食に摂取した食物繊維が、昼食、夕食の血糖上昇を抑制する効果（セカンド・ミール効果、第1章5［28ページ］参照）[3]が報告されています。したがって、朝食で食物繊維を摂取することはとても重要です。朝食で食物繊維を摂取しないのは、食物繊維の機能を十分いかすことができないため、もはや「もったいない」といってもよいくらいです。

　朝食は簡単にすませている、朝食は食べないという人も、全粒穀物（全粒粉）のパンやライ麦パンを1つ食べる、玄米のおにぎりを食べる、シリアルやオートミールを食べるな

どの工夫で食物繊維を摂取できます。どうしても朝食は食べないという人も、サプリメントを水やお茶、コーヒーなどに溶解して飲むことで食物繊維を摂取してほしいと思います。

1日全体の食物繊維摂取量を確保するために、昼食でも食物繊維を摂取するように心がけましょう。コンビニエンスストアにも、おひたし、煮ものなどが販売されています。昼食に食物繊維をとることで、満腹感が持続し、夕食の摂取量を低減させられる可能性があります。

日本人の多くは、1日のなかで夕食で摂取するエネルギー量がもっとも多いといわれています。夕食に食物繊維をとり入れると、早期に満腹感が得られ、夕食のエネルギー摂取量を減らすことができます。夕食にライ麦パンなどを食べることによって、翌日の朝の食後血糖値やインスリンのAUCを低下させることも報告されています[4]。

このシリーズの第1作『患者に話したくなる「たんぱく質」のすべて』[5]では、朝食にたんぱく質を多く摂取するメリットについて解説しました。朝食のたんぱく質摂取量が多いほど、収縮期血圧、拡張期血圧とも低く、HDLコレステロールの値は高かったという報告[6]、健康な成人がレジスタンス・トレーニングをする際、朝食にたんぱく質を摂取したほうが筋肉量が増加するという報告[7]、高齢者では、朝食のアミノ酸スコア（PDCAAS）が高いとサルコペニアを発症するリスク（オッズ比）が低いという報告[8]、朝食のアミノ酸スコアが低いと認知機能が低下するリスク（オッズ比）が高いという報告[9]などを紹介しました。

朝食に食物繊維とたんぱく質を多く摂取するように心がけることが、健康維持に重要なようです。

2 食物繊維は、食前・食後のどちらが効果が高い？

食物繊維の有効なとりかたの典型例として、「ベジファースト」があげられます。食事の際、野菜を先に食べることにより、野菜に含まれる食物線維のはたらきで血糖の吸収が穏やかになり、インスリンの分泌量も減り、肥満を防ぐことができるといわれています[5〜7]。

『患者に話したくなる「たんぱく質」のすべて』[5]では、このベジファーストとともに、たんぱく質を先に食べる「プロテインファースト」[13,14]についても解説しました。食事の際には、野菜、きのこなどの食物繊維を多く含む食品や、たんぱく質を含む食品から先に食べるようにするとよいようです。穀物やくだものは、食物繊維も多く含みますが、野菜に比較すると血糖値を上昇させやすいため、食事の後半に食べるようにするとよいようです。

引用・参考文献

1) 厚生労働省.「日本人の食事摂取基準（2025年版）」策定検討会報告書.（https://www.mhlw.go.jp/stf/newpage_44138.html）.
2) WHO. Carbohydrate intake for adults and children : WHO guideline.（https://iris.who.int/bitstream/handle/10665/370420/9789240073593-eng.pdf）.
3) Kim, HK. et al. Ingestion of Helianthus tuberosus at Breakfast Rather Than at Dinner Is More Effective for Suppressing Glucose Levels and Improving the Intestinal Microbiota in Older Adults. Nutrients. 12（10）, 2020, 3035.
4) Sandberg, JC. et al. Effects of whole grain rye, with and without resistant starch type 2 supplementation, on glucose tolerance, gut hormones, inflammation and appetite regulation in an 11-14.5 hour perspective ; a randomized controlled study in healthy subjects. Nutr. J. 16, 2017, 25.
5) 吉田貞夫."たんぱく質はいつ摂取するとよい？". 患者に話したくなる「たんぱく質」のすべて. 大阪, メディカ出版, 2024, 52-5.
6) Berryman, CE. et al. Greater protein intake at breakfast or as snacks and less at dinner is associated with cardiometabolic health in adults. Clin. Nutr. 40（6）, 2021, 4301-8.
7) Yasuda, J. et al. Relationship between protein intake and resistance training-induced muscle hypertrophy in middle-aged women : A pilot study. Nutrition. 97, 2022, 111607.
8) Kinoshita, K. et al. Breakfast Protein Quality and Muscle Strength in Japanese Older Adults : A Community-Based Longitudinal Study. J. Am. Med. Dir. Assoc. 23（5）, 2022, 729-35. e2.
9) Kinoshita, K. et al. Low Amino Acid Score of Breakfast is Associated with the Incidence of Cognitive Impairment in Older Japanese Adults : A Community-Based Longitudinal Study. J. Prev. Alzheimers Dis. 9（1）, 2022, 151-7.
10) Imai, S. et al. Effect of eating vegetables before carbohydrates on glucose excursions in patients with type 2 diabetes. J. Clin. Biochem. Nutr. 54（1）, 2014, 7-11.
11) Sun, L. et al. Postprandial glucose, insulin and incretin responses differ by test meal macronutrient ingestion sequence（PATTERN study）. Clin. Nutr. 39（3）, 2020, 950-7.
12) Imai, S. et al. Eating Vegetables First Regardless of Eating Speed Has a Significant Reducing Effect on Postprandial Blood Glucose and Insulin in Young Healthy Women : Randomized Controlled Cross-Over Study. Nutrients. 15（5）, 2023, 1174.
13) Kuwata, H. et al. Meal sequence and glucose excursion, gastric emptying and incretin secretion in type 2 diabetes : a randomised, controlled crossover, exploratory trial. Diabetologia. 59（3）, 2016, 453-61.
14) Smith, K. et al. Thrice daily consumption of a novel, premeal shot containing a low dose of whey protein increases time in euglycemia during 7 days of free-living in individuals with type 2 diabetes. BMJ Open Diabetes Res. Care. 10（3）, 2022, e002820.

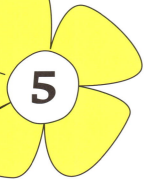

5 プロバイオティクス、プレバイオティクス、シンバイオティクスとは

 1 プロバイオティクスとは

プロバイオティクスの定義

1989年に、フラーによって「腸内細菌叢のバランスを改善することにより宿主の健康に好影響を与える生きた微生物」というプロバイオティクスの定義[1]が提唱されるまでのストーリーは、第1章7（36ページ）で解説しました。この定義では、「生きた微生物を生きたまま摂取する」ことが重要視されていました。

2002年、国連食糧農業機関（FAO）と世界保健機関（WHO）は、プロバイオティクスを評価するガイドライン[2]を作成した際、プロバイオティクスを「適切な量を摂取したときに宿主に有益な効果を与える生きた微生物」と再定義しました。この見直しでも、プロバイオティクスは「生きた微生物」であることが重要視されました。

FAO/WHOのガイドラインが作成された以降も、プロバイオティクスをうたうさまざまな製品が市販されました。なかには、マットレス、シャンプー、消毒剤、アフターシェーブなどでも、プロバイオティクスと記載するものが出てきたそうです。2013年、プロバイオティクスという用語をより正しく規定するために、国際プロバイオティクス・プレバイオティクス科学協会（ISAPP）による検討が行われました[3]。この検討でも、FAO/WHOのガイドラインが踏襲され、宿主に有益な効果を与えることが科学的に証明されていることと、生きた微生物であることが明確に規定されました。

乳酸菌、ビフィズス菌などは、典型的なプロバイオティクスです。近年、それらに加えて、健康に影響を与える可能性のある菌がいくつか同定されています。かつて、肥満や2型糖尿病のリスクを低下させる可能性があるとされていたアッカーマンシア・ムシニフィラ（*Akkermansia muciniphila*）などです。第3章1（90ページ）で紹介する *Blautia wexlerae* も、そうした菌の一つです。アッカーマンシア・ムシニフィラは、プロバイオティクスとしての利用を想定した臨床試験も行われたことがあり[4]、インターネットで検索すると、実際にサプリメントとして市販されています。ISAPPでは、アッカーマンシア・ムシニフィラは、プロバイオティクスに該当すると位置づけられました。しかし、その有効性や安全性が適切に評価される必要があるとしています。

これはプロバイオティクスなの？

　ヨーグルトやみそ、キムチは、生きた乳酸菌などを含みます。これらは、プロバイオティクスなのでしょうか？ ヨーグルトは、消化管機能や腸内フローラへの影響（第1章7［36ページ］参照）、免疫や脳への影響（第1章8［42ページ］参照）が科学的に証明されています。効果をもたらすために十分な量の微生物が含まれていれば、ヨーグルトはプロバイオティクスです。ヨーグルトのなかには、製造工程で生きた微生物の量が減少しているものもあります。その場合はプロバイオティクスとはいえず、発酵食品と分類されます。みそとキムチは、含まれる菌の健康への直接の影響が科学的に証明されていないため、プロバイオティクスとはいえず、発酵食品と分類されます。ISAPPは、発酵食品を「微生物の望ましい増殖と食品成分の酵素反応（発酵）によってつくられる食品」と定義しました [5]。

　便移植（第2章6［74ページ］参照）に使用されるために作成された腸内細菌溶液は、プロバイオティクスでしょうか？ 便移植に使用される腸内細菌溶液は、さまざまな細菌、酵母、ウイルスなど、多くの微生物を含みます。生きた微生物であることは間違いないのですが、どの微生物が有益な効果をもたらすのかが特定できません。同じドナーからの腸内細菌であっても、レシピエントに与える影響には個人差があります。また、抗菌薬耐性を伝達したり、腸内に定着することによって何らかのリスクをもたらす可能性が否定できません。このような観点から、便移植に使用される腸内細菌溶液はプロバイオティクスには含まれないという結論になりました [3]。

2 プロバイオティクスの要件

　プロバイオティクスとして使用されるためには、安全で取り扱いが容易であることはもちろんですが、胃液や胆汁などに耐性があり、あきらかな効果を発揮するなどの条件が規定されています（表1）[8]。

表1　プロバイオティクスの条件（文献8より引用・改変）

①安全性が保証されている
②もともと宿主の腸内フローラの一員である
③胃液、胆汁などに耐えて生きたまま腸に到達できる
④下部消化管で増殖可能である
⑤宿主に対して明らかな有用効果を発揮できる
⑥食品などの形態で有効な菌数が維持できる
⑦安価かつ容易に取り扱える

腸内細菌叢のバランスを改善することで、宿主の健康に好影響を与える生きた微生物です

3 代表的なプロバイオティクス

表2 に、代表的なプロバイオティクス製品をまとめました。薬価基準収載の医薬品（医師による処方箋が必要）、指定医薬部外品（薬局などで購入可）、食品など、さまざまな種類が使用されています。

4 プロバイオティクスの課題

現在プロバイオティクスとして知られている菌の多くは、腸内に定着しない「通過菌」であることがわかっています。したがって、健康に対して有益な効果を望むのであれば、定期的に摂取し続ける必要があります。

5 ポストバイオティクス

プロバイオティクスによって得られる一部の効果は、生きた菌ではなく加熱殺菌して得られた菌体成分によっても再現されることが報告されています。FAO/WHOのガイドラインを作成する際、加熱殺菌して得られた菌体成分をプロバイオティクスに加えるかどうかについても検討が行われました。しかし、加熱殺菌された菌体成分は生きた微生物ではないため、プロバイオティクスには含まれないという結論になりました。腸内細菌研究の先駆者、光岡先生は、有益な効果をもたらす菌体成分や発酵によって生じる有効物質も含めたより広い意味での品目群を「バイオジェニックス（biogenics）」と呼ぶことを提唱しました[6]。2019年、ISAPPは、光岡が「バイオジェニックス」と呼んでいた死菌の菌体成分などを「ポストバイオティクス（postbiotics）」と名づけました[7]。

ポストバイオティクスは、「宿主に健康上の利益をもたらす死菌およびその成分の調合物」と定義されました。プロバイオティクスの「プロ」は「前に進む」といった意味があります。それに対して、「ポスト」は「～の後で」といった意味があります。「菌が死んだ後のもの」といったニュアンスだと記載されています。プロバイオティクスは、製造後、消費期限があり、冷蔵保存が必要なものも少なくありませんが、ポストバイオティクスは、室温でも長期に保存できるメリットがあります。

6 プレバイオティクス

プレバイオティクスという概念は、1995年ごろ、Gibsonらによって提唱されました。Gibsonらは「非消化性の食物成分で、大腸に存在する単一または限られた種の有益な細菌

表2 代表的なプロバイオティクス

1. 薬品（薬価基準収載）
    - ●ビフィズス菌
      Bifidobacterium longum　ラックビー®微粒 N/ 錠など
      Bifidobacterium infantis
    - ●酪酸菌（ミヤイリ菌）
      Clostridium butyricum　ミヤ BM®細粒 / 錠など
    - ●乳酸菌
      Streptococcus faecalis　ビオフェルミン®配合散 / 錠など
      Bacillus subtilis
    - ●耐性ビフィズス菌・乳酸菌（抗菌薬に耐性を示す）
      Bifidobacterium longum　ラックビー®R 散など
      Streptococcus faecalis　ビオフェルミン®R 散 / 錠など

2. 指定医薬部外品
    - ●ビフィズス菌・乳酸菌
      Bifidobacterium longum　新ビオフェルミン®S 錠など
      Streptococcus faecalis
      Lactobacillus acidophilus
    - ●酪酸菌（ミヤイリ菌）
      Clostridium butyricum MIYAIRI 588　強ミヤリサン®錠
    - ●乳酸菌
      Streptococcus faecalis　強力わかもと®* など
      ＊*Aspergillus oryzae* NK 菌培養末を含む

3. 食品
    - ●ビフィズス菌
      Bifidobacterium longum　ビフィズス菌末 BB536 など
    - ●乳酸菌
      Lacticaseibacillus paracasei strain Shirota　L. パラカゼイ・シロタ株
      Lactobacillus lactis strain Plasma　プラズマ乳酸菌
      Lactobacillus delbrueckii ssp. bulgaricus OLL1073R-1　乳酸菌 1073R-1
      Lactobacillus gasseri　ガセリ菌
      Streptococcus thermophilus　LB81 など
      Enterococcus faecalis　乳酸菌 EC-12 など

の増殖を促進または活性化し、宿主の健康を改善するもの」をプレバイオティクスと名づけました[9]。

　プロバイオティクスのところで紹介したような菌の多くは「通過菌」で、一定期間だけ腸内にとどまった後、便とともに排出されてしまいます。長期的な効果をめざすためには、腸内に定着している細菌を増殖させ、活性化することが大切です。外から菌を補充するのではなく、腸内にすんでいる菌を育て、活性化するという考え方がプレバイオティクスです。プレバイオティクスは、おもに善玉菌のエネルギー源として利用され、短鎖脂肪酸（SCFA）の材料となります。

　その後、2016 年に ISAPP による検討が行われ、より柔軟性のある「人間の体内に住む健康上の利益をもたらす微生物によって選択的に利用される基質」という定義に変更され

ました[10]。ガラクトオリゴ糖、フラクトオリゴ糖、オリゴフルクトース、チコリ繊維、イヌリンなどがプレバイオティクスとしてよく利用されています。

7 シンバイオティクス

　プレバイオティクスの概念を定義した Gibson らは、同じ論文のなかで、消化管内でのプロバイオティクスの生存、定着を改善するため、プロバイオティクスとプレバイオティクスを一緒に摂取することを推奨し、「シンバイオティクス」と定義しました[9]。

　シンバイオティクスという概念が普及しはじめた当初は、「プロバイオティクス＋プレバイオティクス」がシンバイオティクスというシンプルな考え方（相補的シンバイオティクス）でした。しかし、プロバイオティクスとプレバイオティクスの組み合わせを考える際、プロバイオティクスが利用しやすい基質を組み合わせ、ともにはたらくように設計することが理想的ではないか（相乗的シンバイオティクス）と考えられるようになりました（図）[11]。ISAPP では、「宿主の微生物に選択的に利用され、宿主に健康上の利益をもたら

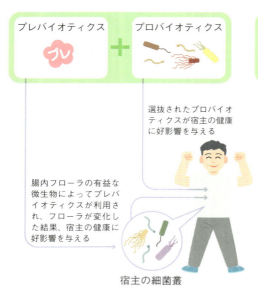

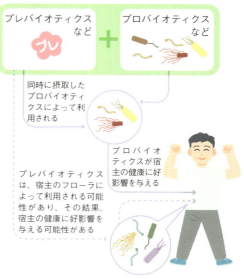

図 相補的なシンバイオティクスと相乗的なシンバイオティクス （文献 11 を参考に作成）

す生きた微生物と基質の混合物」という定義が提唱されました[12]。

　プロバイオティクスが効率よくその力を発揮するためには、たとえば「プロバイオティクス＋オリゴ糖（厳密にはプレバイオティクスではない）」や、「発酵食品（菌数がプロバイオティクスの要件を満たさないものなど）＋プレバイオティクス」といった組み合わせのように、どちらかが厳密な定義に該当しなくても、健康維持でのメリットが得られるのではないかという意見が出されました。

- プロバイオティクス[3] → 適切な量を摂取したときに宿主に有益な効果を与える生きた微生物
- ポストバイオティクス[7] → 宿主に健康上の利益をもたらす死菌およびその成分の調合物。死菌の菌体成分など
- 発酵食品[5] → 微生物の望ましい増殖と食品成分の酵素反応（発酵）によってつくられる食品。みそ、漬けものなど
- プレバイオティクス[10] → 人間の体内にすむ健康上の利益をもたらす微生物によって選択的に利用される基質
- シンバイオティクス[12] → 宿主の微生物に選択的に利用され、宿主に健康上の利益をもたらす生きた微生物と基質の混合物

引用・参考文献

1) Fuller, R. Probiotics in man and animals. J. Appl. Bacteriol. 66（5）, 1989, 365-78.
2) Food and Agriculture Organization of the United Nations and World Health Organization. "Report of a Joint FAO/WHO Working Group on Drafting Guidelines for the Evaluation of Probiotics in Food". 2002. Probiotics in food : Health and nutritional properties and guidelines for evaluation.（https://openknowledge.fao.org/server/api/core/bitstreams/382476b3-4d54-4175-803f-2f26f3526256/content）.
3) Hill, C. et al. Expert consensus document. The International Scientific Association for Probiotics and Prebiotics consensus statement on the scope and appropriate use of the term probiotic. Nat. Rev. Gastroenterol. Hepatol. 11（8）, 2014, 506-14.
4) Depommier, C. et al. Supplementation with Akkermansia muciniphila in overweight and obese human volunteers : a proof-of-concept exploratory study. Nat. Med. 25（7）, 2019, 1096-103.
5) Marco, ML. et al. The International Scientific Association for Probiotics and Prebiotics (ISAPP) consensus statement on fermented foods. Nat. Rev. Gastroenterol. Hepatol. 18（3）, 2021, 196-208.
6) 光岡知足. プロバイオティクスの歴史と進化. 日本乳酸菌学会誌. 22（1）, 2011, 26-37.
7) Salminen, S. et al. The International Scientific Association of Probiotics and Prebiotics (ISAPP) consensus statement on the definition and scope of postbiotics. Nat. Rev. Gastroenterol. Hepatol. 18（9）, 2021, 649-67. Erratum in : Nat. Rev. Gastroenterol. Hepatol. 19（8）, 2022, 551.
8) 腸内細菌学会. 用語集：プロバイオティクス（probiotics）.（https://bifidus-fund.jp/keyword/kw030.shtml）.
9) Gibson, GR. et al. Dietary modulation of the human colonic microbiota : introducing the concept of prebiotics. J. Nutr. 125（6）, 1995, 1401-12.
10) Gibson, GR. et al. Expert consensus document : The International Scientific Association for Probiotics and Prebiotics (ISAPP) consensus statement on the definition and scope of prebiotics. Nat. Rev. Gastroenterol. Hepatol. 14（8）, 2017, 491-502.
11) ISAPP. シンバイオティクス（日本語版）. 2020.（https://isappscience.org/wp-content/uploads/2021/09/Synbiotics_Japanese.pdf）.
12) Swanson, KS. et al. The International Scientific Association for Probiotics and Prebiotics (ISAPP) consensus statement on the definition and scope of synbiotics. Nat. Rev. Gastroenterol. Hepatol. 17（11）, 2020, 687-701.

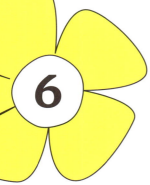

6 便移植って、まさか……？

1 便移植の方法

　便移植（FMT）とは、腸内フローラのバランスを改善するために、健康な人の便に含まれる腸内細菌を移植する治療法です[1]。糞便移植ともいいます。

　実際には、便をそのまま移植するわけではなく、便から腸内細菌を含む溶液を作成し、大腸内に投与します。最近は「腸内フローラ移植」という呼び方もあるようです。たしかに、便移植という呼び方よりは実際に行っていることに近い呼び方だと思います。

　腸内細菌の移植のみを行う場合もありますが、移植の前に抗菌薬を投与し、クロストリジオイデス・ディフィシル（*C. difficile*）のような有害な菌を減少させてから腸内細菌を移植する「抗菌薬併用便移植」という方法もあります。

　腸内細菌を含む溶液の投与には、さまざまな方法があります（図1）[1]。経鼻のチューブから投与する方法、下部消化管内視鏡を使用する方法、注腸、経口カプセルなどです。な

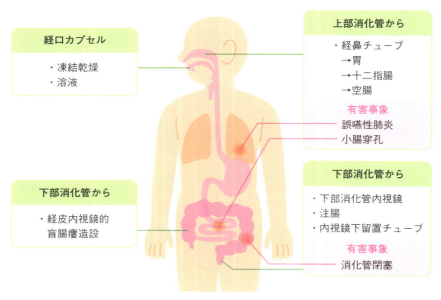

図1 便移植の投与ルート （文献1を参考に作成）

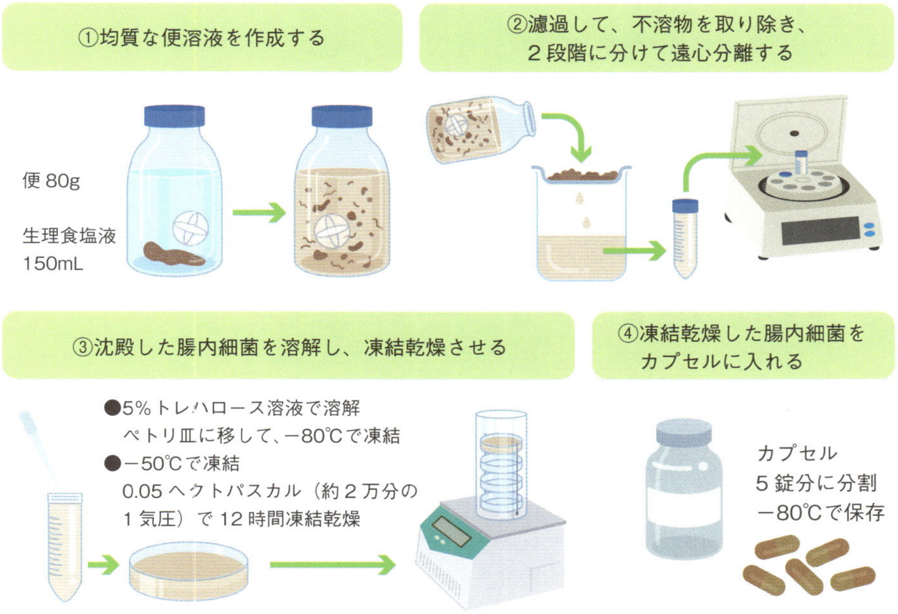

図2 凍結乾燥（lyophilized）カプセルのつくりかた（文献4を参考に作成）

①均質な便溶液を作成する
便80g
生理食塩液150mL

②濾過して、不溶物を取り除き、2段階に分けて遠心分離する

③沈殿した腸内細菌を溶解し、凍結乾燥させる
● 5％トレハロース溶液で溶解
　ペトリ皿に移して、-80℃で凍結
● -50℃で凍結
　0.05ヘクトパスカル（約2万分の1気圧）で12時間凍結乾燥

④凍結乾燥した腸内細菌をカプセルに入れる
カプセル
5錠分に分割
-80℃で保存

かには、経皮内視鏡的盲腸瘻を作成し投与したという報告もあります。日本では、下部消化管内視鏡を用いる方法が多く行われています[2]。

経口カプセルには、冷凍保存しない新鮮なもの（fresh）、冷凍のもの（frozen）、凍結乾燥させ保存したもの（lyophilized）があります。冷凍しない新鮮なものがもっとも有効といわれています[3]。近年、海外での主流は、凍結乾燥（lyophilized）カプセルのようです。凍結乾燥カプセルをつくるためには、便を生理食塩水に入れ、溶解、撹拌、ホモジナイズ（牛乳も、ホモジナイズ処理をしますね……）します。不溶物を濾過し、遠心分離を行い、沈殿した腸内細菌を5％トレハロース溶液で溶解し、凍結乾燥します（図2）[4]。

2 C. difficile 感染症（CDI）への効果

便移植がもっとも多く用いられているのは、C. difficile 感染症（CDI）の治療です。

2013年、The New England Journal of Medicine というとても評価の高い雑誌に、CDI の症例で便移植を行った群（寛解率81％）は、バンコマイシンによる治療を行った群（寛解率31％）に比較し、有意に下痢症状が改善したという論文が掲載されました[5]。この論文は、評価の高い雑誌という点と、便移植という当時はあまり行われていなかった治療法という点で大きな話題となり、その後、便移植の研究がさかんに行われるきっかけとなりました。

日本化学療法学会・日本感染症学会の『Clostridioides difficile 感染症診療ガイドライン 2022』[6]では、海外で行われた 3 つのランダム化比較試験（RCT）をメタ解析し、「有意（p＜0.0001）に高い有効性が証明された」として、「FMT は再発性 CDI に対して高い再発予防効果を有する」と記載しています。しかしながら、「いずれの RCT も症例数が少ない」「長期的な安全性評価も必要である」などの理由から、「現時点で有効性のみをもって本治療法を推奨することはできない」と記載しています。

3 便移植のさまざまな疾患への応用

　便移植は、クローン病、潰瘍性大腸炎などの炎症性腸疾患[1]や、薬剤抵抗性過敏性腸症候群、小腸内細菌異常増殖症（SIBO、第 3 章 14［161 ページ］参照）などでの効果が期待され、臨床的な検討が行われようとしています。

　日本では、「再発性 Clostridioides difficile 関連下痢症・腸炎に対する糞便微生物叢移植（2020 年、厚生労働大臣承認）」、潰瘍性大腸炎に対する「アモキシシリン、ホスホマイシンおよびメトロニダゾール経口投与ならびに同種糞便微生物叢移植の併用療法（2023 年承認）」が先進医療 B に指定され、臨床的な検討が行われています。

　近年、自費診療で、アレルギー疾患や自閉スペクトラム症などの精神疾患（脳腸相関参照）への応用も行われています。

4 便移植の安全性

　早くから便移植の応用がすすんでいる米国では、2019 年、同一のドナーからの便を移植された CDI 患者 2 人が、基質特異性拡張型 β ラクタマーゼ（ESBL）産生大腸菌による感染症を発症し、うち 1 人が死亡するという事例が発生しました。米国食品医薬品局（FDA）は、「便移植により耐性菌に感染し、重度の有害事象が発生するリスクがある」という警告を発表しました[7]。有害事象がみられた症例は、いずれも免疫不全状態でした。

　その後、便移植の安全性についての検討が行われ、61 研究、5,099 症例のデータを解析した報告では、便移植後、重度の有害事象の発症率は、敗血症 0.19％、誤嚥性肺炎 0.27％、腸穿孔 0.20％でした。軽度の有害事象の発生率は、便秘 1.03％、腹痛 1.66％、吐き気 0.92％、嘔吐 0.34％、腹部膨満 0.70％、発熱 0.33％でした。有害事象が発生するリスクはゼロではないものの、便移植は比較的安全な治療法といえます。

5 便移植の今後の課題

　日本では、臨床研究に参加する場合などを除いて、いずれの疾患の治療として行うにせ

よ、便移植にかかわる費用は、すべて自己負担となります。100万～200万円の費用がかかるようです。

　また、便のドナーの確保、分離した腸内細菌の保存なども今後の課題です。海外でも日本でも、数社の腸内フローラバンクが設立されています。また、大学など各施設で独自にドナーを確保している事例もあります。便のドナーとなるためには、ウイルス性肝炎、HIVなどの感染症に罹患していないことを確認する必要があります。基礎疾患がなく、健康な人でなくてはなりません。また、入れ墨やピアスなどを行っていると、ドナーには選出されないという施設もあります。提供された便から腸内細菌溶液を作成し保存するには、設備と技術、マンパワーが必要です。また、移植のために運搬する際も、温度管理などを行う必要があります。

　日本では、凍結乾燥カプセルによる腸内細菌の提供は行われていません。凍結乾燥カプセルによる方法を取り入れるべきかも含め、今後の検討が必要です。

引用・参考文献

1) Zhang, X. et al. Hot topics on fecal microbiota transplantation for the treatment of inflammatory bowel disease. Front. Med (Lausanne). 9, 2022, 1068567.
2) 西田淳史ほか. 内視鏡を使用した糞便微生物移植法（Fecal microbiota transplantation）. 日本消化器内視鏡学会雑誌. 60 (11), 2018, 2407-15.
3) Gangwani, MK. et al. Fresh Versus Frozen Versus Lyophilized Fecal Microbiota Transplant for Recurrent Clostridium Difficile Infection : A Systematic Review and Network Meta-analysis. J. Clin. Gastroenterol. 57 (3), 2023, 239-45.
4) Zain, NMM. et al. Design and manufacture of a lyophilised faecal microbiota capsule formulation to GMP standards. J. Control. Felease. 350, 2022, 324-31.
5) van Nood, E. et al. Duodenal infusion of donor feces for recurrent Clostridium difficile. N. Engl. J. Med. 368 (5), 2013, 407-15.
6) 日本化学療法学会ほか. Clostridioides difficile 感染症診療ガイドライン 2022. 感染症学雑誌. 97 (Supplement), 2023, S1-S96.
7) U.S. Food and Drug Administration. Safety Alert Regarding Use of Fecal Microbiota for Transplantation and Risk of Serious Adverse Events Likely Due to Transmission of Pathogenic Organisms. 2020. (https:///www.fda.gov/vaccines-blood-biologics/safety-availability-biologics/safety-alert-regarding-use-fecal-microbiota-transplantation-and-risk-serious-adverse-events-likely).
8) Rapoport, EA. et al. Adverse events in fecal microbiota transplantation : a systematic review and meta-analysis. Ann. Gastroenterol. 35 (2), 2022, 150-63.

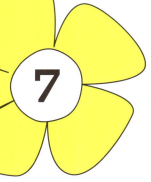

7 スゴいゾ！地中海式ダイエット

1 地中海式ダイエットとは

　地中海式ダイエットは、ギリシャや南イタリアなどの食習慣を参考にした食事法です[1〜4]。後述するように、心不全、認知症などの発症リスクを低下させることで注目を集めています。

　地中海式ダイエットでは、野菜、くだもの、オリーブ油、穀類を毎食摂取するようにし、1日に1回はナッツ、乳製品、ハーブ、にんにく、たまねぎなどを摂取するようにし、鶏肉、魚、卵、豆類は週2〜3回程度、牛肉などの赤身の肉、ハム、ソーセージなどの加工肉、スイーツは週1回以下、できれば数週間に1回にするよう決められています（表1）[1〜4]。こうした食品の分類が、フード・ピラミッド（図）として示されています。ワインも適量飲むことが推奨されています。

　上記の項目をみると、野菜、くだもの、穀物、ナッツなど食物繊維を多く含む食品の摂取が重要視されていることがわかります。そして、摂取頻度などが細かく指定されています。なんとなく野菜を多く食べ、オリーブ油をふりかけて、肉は控えめにしておけばよいというものではないのですね。こうした食習慣を厳密に長期間続けてくださいといわれて、みなさんは実行可能でしょうか？？　なかなかむずかしいかもしれませんね……。

　Trichopoulou らは、地中海式ダイエットの順守度を表す指数を提唱しました[1〜4]。この指数では、野菜、くだものとナッツ、豆類、穀物、魚、乳製品、肉と加工肉、アルコール、オリーブ油（一価不飽和脂肪酸と飽和脂肪酸の比）の9項目を評価します。野菜、豆類、

表1　地中海式ダイエットの食事摂取の目安（文献1〜4を参考に作成）

- 毎食摂取する食品
  野菜（140g以上）、くだもの（100〜200g）、オリーブ油、穀類（40〜80g）
- 毎日摂取する食品
  オリーブ、ナッツ、乳製品、ハーブ、スパイス、にんにく、たまねぎ
- 週2〜3回摂取する食品
  鶏肉、魚、卵、豆類
- 週1回〜数週に1回にすべき食品
  牛肉などの赤身の肉、ハム、ソーセージなどの加工肉、スイーツ

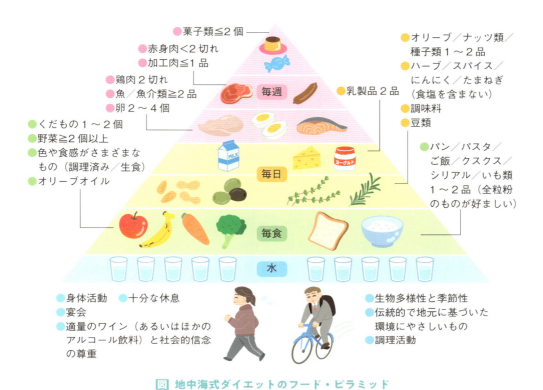

図　地中海式ダイエットのフード・ピラミッド

表2　地中海式ダイエットの順守度の指数（トリコポウロウ指数）（文献3を参考に作成）

	順守者の摂取量の中央値（g）		
	男性	女性	
野菜	548	482	中央値以上で1点
くだものとナッツ	278	264	
豆類	14	12	
穀物	138	125	
魚	26	17	
乳製品	206	193	中央値未満で1点
肉と加工肉	123	95	
アルコール	10〜50	5〜25	
オリーブ油（MUFA/SFA）	1.8	1.8	中央値以上で1点

　くだものとナッツ、穀物、魚は、基準値以上を摂取した場合1点、乳製品、肉と加工肉、アルコールは、摂取量が基準値を超えない場合1点、一価不飽和脂肪酸と飽和脂肪酸の比は、1.6以上の場合に1点を加算し、合計9点満点で、スコアが高いほど地中海式ダイエットの順守度が高いと判定されます（表2）[3]。

2 地中海式ダイエットのさまざまな効果

　以前、レビュー論文[5]をまとめるために、さまざまな疾患、病態と栄養素の関連を調べたことがあります。5,000件前後の文献と格闘するなかで、意外や意外、エビデンスが確認できたのが、地中海式ダイエットでした（第3章1［90ページ］ 図1 参照）。

　地中海式ダイエットは、心不全[6,7]や虚血性心疾患、脳卒中などの心血管疾患[7]、2型糖尿病[8,9]の発症リスクを低下させることが報告されています（表3）[6〜25]。地中海式ダイエットによって、血管内皮機能が改善することも報告されています[10]。

　また、胃がん[11]、大腸がん[12]、膵臓がん[13]、乳がん[12]、肺がん[14]などの、がんの発症リスクも低下させます。卵巣がんの患者では、診断前に地中海式ダイエットを行っていた場合（ハザード比0.59、95％信頼区間0.38〜0.90）も、診断後から地中海式ダイエットを行った場合（ハザード比0.61、95％信頼区間0.41〜0.91）も、行わなかった場合に比較し死亡率が低かったという報告があります[15]。地中海式ダイエットを行っていなかった人も、がんと診断されてから地中海式ダイエットを開始することにより予後を改善できる可能性があります。地中海式ダイエットは、まさに、今の日本人の救世主といえると思います。

　地中海式ダイエットは、高齢者のフレイルの発症リスクを低下させます[16,17]。骨密度の低下を抑制したという報告もあります[18]。おそらくそうした影響で、実際に骨折のリスクも低下しました[19]。そのほか、変形性膝関節症の発症リスクも低下したという報告があります。とくに穀類の摂取が変形性膝関節症の発症リスクとの関連が強かったと報告されています（オッズ比0.76、95％信頼区間0.60〜0.98）[20]。関節リウマチの疼痛が軽減したという報告もあります[21]。

　地中海式ダイエットには、抗炎症作用があるという報告もあります[22]。慢性炎症を抑制し、さまざまな疾患の発症リスクを低下させている可能性がありますが、そのメカニズムは、いまだ不明な点が少なくありません。

　さらに地中海式ダイエットは、軽度認知障害（MCI）やアルツハイマー型認知症の発症リスクを低下させるという報告があります[23]。フレイルの防止、骨折の防止、認知機能低下の防止など、超高齢社会の日本の課題を解決してくれる可能性があります。

　地中海式ダイエットに関してさまざまな研究結果が報告されており、なかには加齢性黄斑変性（加齢により網膜に老廃物などが沈着し、ものがゆがんで見える、視野の中心が黒くなるなどの障害を生じる疾患。日本人の失明の原因の第4位）のリスクを低下させたという報告[24]や、COVID-19感染拡大下で、身体機能や生活の質（QOL）の低下を防止し、睡眠障害、不安やうつといった精神・心理的な症状を改善したという報告[25]もあります。

表3 地中海式ダイエットのエビデンス（文献6〜25を参考に作成）

●心不全の発症リスク低下	リスク比 0.45 95％信頼区間 0.26〜0.79
●心血管疾患発症のリスク低下	リスク比 0.63 95％信頼区間 0.53〜0.75
●虚血性心疾患発症のリスク低下	リスク比 0.65 95％信頼区間 0.50〜0.85
●脳卒中発症のリスク低下	リスク比 0.65 95％信頼区間 0.48〜0.88
●2型糖尿病発症のリスク低下	リスク比 0.79 95％信頼区間 0.72〜0.88
●胃がん発症のリスク低下　症例対照研究	オッズ比 0.43 95％信頼区間 0.29〜0.63
コホート研究	オッズ比 0.84 95％信頼区間 0.77〜0.92
●大腸がん発症のリスク低下	リスク比 0.82 95％信頼区間 0.75〜0.88
●膵臓がん発症のリスク低下	ハザード比 0.82 95％信頼区間 0.76〜0.88
●乳がん発症のリスク低下	リスク比 0.92 95％信頼区間 0.87〜0.96
●肺がん発症のリスク低下	リスク比 0.84 95％信頼区間 0.77〜0.91
●フレイル発症のリスク低下	リスク比 0.56 95％信頼区間 0.36〜0.89
●骨折のリスク低下	リスク比 0.82 95％信頼区間 0.71〜0.96
●変形性膝関節症の発症リスク低下	オッズ比 0.83 95％信頼区間 0.69〜0.99
●軽度認知障害（MCI）の発症リスク低下	リスク比 0.75 95％信頼区間 0.66〜0.86
●アルツハイマー型認知症の発症リスク低下	リスク比 0.71 95％信頼区間 0.56〜0.89
●加齢黄斑変性のリスク低下	ハザード比 0.78 95％信頼区間 0.71〜0.85

3 北欧式ダイエットにもさまざまな効果が

　地中海式ダイエットのような食事パターンが、さまざまな疾患の発症リスクを低下させることが報告されています。なかでも地中海式ダイエットに追随しているのが、北欧式

第2章　食物繊維のとりかた・腸内環境のととのえかたを知ろう

（ノルディック）ダイエットです。

　北欧式ダイエットでは、豊富なくだもの（とくにベリー）、野菜（キャベツ、根菜類）、豆類、じゃがいも、全粒穀物（全粒粉）、新鮮なハーブ、天然のきのこ、ナッツ、ジビエ（鹿やイノシシなど）、魚、貝類、海藻などを多く摂取します。北欧式ダイエットは、LDLコレステロールを低下させ、血圧を安定化するので、メタボリックシンドロームを改善するという報告[26]や、男性の2型糖尿病の発症リスクを低下させるという報告[27]があります。

　今後、各地域の食事パターンと疾患発症リスクの研究が加速する可能性があります。みなさんの地域でも、健康によい食習慣を探してみるとよいのではないでしょうか。

　沖縄の食材と北欧式ダイエットを組み合わせた『沖縄／北欧式ダイエット』が、体重、ウエスト径を減少させ、インスリン抵抗性、空腹時血糖、HbA1cを改善、LDLコレステロールを低下させ、HDLコレステロールを上昇させ、血圧も安定化、健康関連の生活の質（HRQoL）も改善したという報告があります[28]。なんだか、よいことずくめです。しかし、内容をよくみると、パースニップ、パセリの根、ルタバガ、セロリの根、ビーツ、アーティチョーク……といった、あまりなじみのない野菜を摂取していたり、鹿肉などが含まれていたり……、「沖縄の食材はどれ？？」と疑問をもつ内容です。研究者はみな北欧の人で、沖縄の人は含まれていませんでした。

引用・参考文献

1) Trichopoulou, A. et al. Adherence to a Mediterranean diet and survival in a Greek population. N. Engl. J. Med. 348（26）, 2003, 2599-608.
2) Trichopoulou, A. et al. Diet and overall survival in elderly people. BMJ. 311（7018）, 1995, 1457-60.
3) Bamia, C. et al. Indexes for Assessing Adherence to a Mediterranean Diet from Data Measured through Brief Questionnaires : Issues Raised from the Analysis of a Greek Population Study. Curr. Dev. Nutr. 1（3）, 2017, e000075.
4) 瀬崎彩也子ほか．食事スコアの有用性に関するシステマティックレビュー：地中海食スコア関連．栄養学雑誌. 79（4）, 2021, 219-41.
5) Yoshida, S. et al. Can Nutrition Contribute to a Reduction in Sarcopenia, Frailty, and Comorbidities in a Super-Aged Society? Nutrients. 15（13）, 2023, 2991.
6) Khan, MS. et al. Dietary interventions and nutritional supplements for heart failure : a systematic appraisal and evidence map. Eur. J. Heart Fail. 23（9）, 2021, 1468-76.
7) Liyanage, T. et al. Effects of the Mediterranean Diet on Cardiovascular Outcomes : A Systematic Review and Meta-Analysis. PLoS One. 11（8）, 2016, e0159252.
8) Zeraattalab-Motlagh, S. et al. Mediterranean dietary pattern and the risk of type 2 diabetes : a systematic review and dose-response meta-analysis of prospective cohort studies. Eur. J. Nutr. 61（4）, 2022, 1735-48.
9) Martín-Peláez, S. et al. Mediterranean Diet Effects on Type 2 Diabetes Prevention, Disease Progression, and Related Mechanisms. A Review. Nutrients. 12（8）, 2020, 2236.
10) Fatima, K. et al. Mediterranean Diet and its Effect on Endothelial Function : A Meta-analysis and Systematic Review. Ir. J. Med. Sci. 192（1）, 2023, 105-13.
11) Bai, X. et al. Adherence to the Mediterranean Diet and Risk of Gastric Cancer : A Systematic Review and Meta-Analysis. Nutrients. 15（17）, 2023, 3826.
12) Schwingshackl, L. et al. Adherence to Mediterranean Diet and Risk of Cancer : An Updated Systematic Review and Meta-Analysis. Nutrients. 9（10）, 2017, 1063.
13) Nucci, D. et al. Adherence to Mediterranean Diet and Risk of Pancreatic Cancer : Systematic Review and Meta-Analysis. Int. J. Environ. Res. Public Health. 20（3）, 2023, 2403.
14) Bahrami, A. et al. Adherence to the Mediterranean diet and the risk of lung cancer : a systematic review and dose-response meta-analysis of observational studies. Nutr. Rev. 80（5）, 2022, 1118-28.

15) Chen, YH. et al. Association between pre-diagnosis and post-diagnosis Alternate Mediterranean Diet and ovarian cancer survival : evidence from a prospective cohort study. J. Transl. Med. 22 (1), 2024, 860.
16) Wang, Y. et al. Adherence to the Mediterranean Diet and the Risk of Frailty in Old People : A Systematic Review and Meta-Analysis. J. Nutr. Health Aging. 22 (5), 2018, 613-8.
17) Kojima, G. et al. Adherence to Mediterranean Diet Reduces Incident Frailty Risk : Systematic Review and Meta-Analysis. J. Am. Geriatr. Soc. 66 (4), 2018, 783-8.
18) Noori, M. et al. Mediterranean dietary pattern and bone mineral density : a systematic review and dose-response meta-analysis of observational studies. Eur. J. Clin. Nutr. 76 (12), 2022, 1657-64.
19) Kunutsor, SK. et al. Adherence to a Mediterranean-style diet and incident fractures : pooled analysis of observational evidence. Eur. J. Nutr. 57 (4), 2018, 1687-700.
20) Morales-Ivorra, I. et al. Osteoarthritis and the Mediterranean Diet : A Systematic Review. Nutrients. 10 (8), 2018, 1030.
21) Forsyth, C. et al. The effects of the Mediterranean diet on rheumatoid arthritis prevention and treatment : a systematic review of human prospective studies. Rheumatol. Int. 38 (5), 2018, 737-47.
22) Hart, MJ. et al. Dietary patterns and associations with biomarkers of inflammation in adults : a systematic review of observational studies. Nutr. J. 20 (1), 2021, 24.
23) Fu, J. et al. Association between the mediterranean diet and cognitive health among healthy adults : A systematic review and meta-analysis. Front. Nutr. 9, 2022, 946361.
24) Keenan, TD. et al. ; Age-Related Eye Disease Studies (AREDS) 1 and 2 Research Groups. Adherence to the Mediterranean Diet and Progression to Late Age-Related Macular Degeneration in the Age-Related Eye Disease Studies 1 and 2. Ophthalmology. 127 (11), 2020, 1515-28.
25) Pavlidou, E. et al. Association of Mediterranean Diet Adherence with Sociodemographic, Anthropometric, and Lifestyle Factors during the COVID-19 Pandemic : A Cross-Sectional Study in Greece. Nutrients. 15 (19), 2023, 4123.
26) Ramezani-Jolfaie, N. et al. The effect of healthy Nordic diet on cardio-metabolic markers : a systematic review and meta-analysis of randomized controlled clinical trials. Eur. J. Nutr. 58 (6), 2019, 2159-74.
27) Tertsunen, HM. et al. Adherence to a healthy Nordic diet and risk of type 2 diabetes among men : the Kuopio Ischaemic Heart Disease Risk Factor Study. Eur. J. Nutr. 60 (7), 2021, 3927-34.
28) Darwiche, G. et al. An Okinawan-based Nordic diet improves anthropometry, metabolic control, and health-related quality of life in Scandinavian patients with type 2 diabetes : a pilot trial. Food Nutr. Res. 60, 2016, 32594.

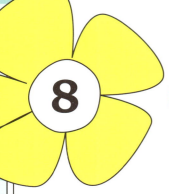

8 統計的データの見方

1 統計はむずかしい？ たしかに、むずかしいです……

　本書では、さまざまな統計解析を行った文献をご紹介しています。「統計はむずかしい……」と諦めている人はいませんか？ じつは、ワタクシもたいへん苦手です……。しかし、本書でご紹介している統計データは、ごくごく基本的なものだけです。そこで本項では、数値やグラフの意味、解釈の仕方をまとめます。ぜひ参考にしてください。

　本書では、オッズ比（OR）、リスク比、ハザード比（HR）という言葉が多く登場します。まず、その違いについて解説します。

2 オッズ比

　ある要因が疾患の発症などに関連しているかどうか調べるために、疾患を発症した患者群と発症していない対照群などの2群で、過去にその要因があったか、なかったかを調査するのが、症例対照研究（case control study）です。症例対照研究ではオッズ比が計算されます。オッズ比は、それぞれの群内で、要因があった人となかった人の比を比較したものです。

　たとえば、熱中症を発症した人と発症しなかった人（対照）で、海水浴をしたかどうか（要因）について調べてみたところ、表1 のようなデータになったとします。

表1　熱中症患者と海水浴の関係

	熱中症患者	対照
海水浴をした	5人	6人
海水浴をしない	2人	8人

　このデータで、海水浴をした人の熱中症発症のオッズは「5 ÷ 6 = 0.83」、海水浴をしない人の熱中症発症のオッズは「2 ÷ 8 = 0.25」です。オッズ比は、これらの値で割り算をするので「0.83 ÷ 0.25 = 3.32」となります。

　オッズ比が1の場合、要因による影響に差がないと判定されます。1より大きければ大

きいほど、疾患の発症などに関連し、逆に1より小さければ小さいほど、疾患を発症しにくくなる影響があったと考えられます。

オッズ比は、症例対照研究で使用する数値です。症例対照研究は、疾患を発症してしまった人が過去に要因をもっていたかどうかを調べるので、後ろ向き研究（retrospective study）です。結果がオッズ比で記載されていたら、この研究は後ろ向きの症例対照研究の結果だと思って読んでください。

データをまとめて計算するときに、データのばらつきが大きいと、結果が大きく変動します。この変動の大きさを示すのが「95％信頼区間」です。オッズ比、リスク比、ハザード比とも、計算された数値のあとに95％信頼区間を表示し、その値がどの程度信頼性が高いか判断できるようにしてあります。95％信頼区間の上限と下限の幅が狭ければ狭いほど、ばらつきのない、信頼できる結果ということができます。逆に上限と下限の幅が広く、1をまたいでしまうと、有意な結果とはいえません。

3　リスク比

ある要因のある人が、将来、疾患を発症するリスクがあるかどうか調べるのが、コホート研究（cohort study）です。コホート研究は、通常、集団を長期間にわたって観察し（前向き研究［prospective study］）、要因のあった人、なかった人での発症率を比較し、リスク比を算出します。

たとえば、日焼け止めを使用した人と使用しなかった人（要因）で、その後日焼けをしたかどうかについて調べてみたところ、表2のようなデータになったとします。

表2　日焼けと日焼け止め使用の関係

	日焼け	日焼けなし
日焼け止めを使用した	2人	8人
日焼け止めを使用しない	5人	5人

日焼け止めを使用した人は10人中2人が日焼けしたので、発症率は「2÷10＝0.20」、日焼け止めを使用しない人は10人中5人が日焼けしたので、発症率は「5÷10＝0.50」です。リスク比は、これらの値で割り算をするので「0.20÷0.50＝0.40」となります。日焼け止めを使用した人のほうが、しない人に比較して日焼けのリスクが低いということがわかります。

リスク比もオッズ比の場合と同様で、リスク比が1の場合、要因による影響に差がないと判定されます。1より大きければ大きいほど、疾患の発症などのリスクが高く、逆に1より小さければ小さいほど、疾患を発症するリスクが低いと考えられます。

結果がリスク比で記載されていたら、この研究はコホート研究の結果だと思って読んでください。

- オッズ比→症例対照研究（後ろ向き研究）
- リスク比→コホート研究（通常、前向き研究）

4 ハザード比

ハザード比は、疾患の発症や死亡などといったイベントの起こりやすさを2つの群で比較し、起こりやすさの比を計算したものです。この説明ですと、オッズ比、リスク比との違いがわかりにくいですが、ハザード比は、ある一時期の起こりやすさだけではなく、観察期間全体の平均の起こりやすさが反映されています。

ハザード比もほかの場合と同様で、1の場合は効果に差がないと判定されます。1より大きければ大きいほど、疾患の発症や死亡などのイベントが起こりやすい、逆に、1より小さければ小さいほど、イベントが起こりにくくなった、効果があったと考えられます。

- ハザード比→観察期間全体の平均の起こりやすさが反映される

5 フォレスト・プロットの読み方

本書では、システマティック・レビューやメタ解析の結果を優先的に紹介しています。システマティック・レビューやメタ解析とは、複数の研究結果をまとめて解析し、検証した結果を報告した論文のことです。複数の結果をまとめているので、より強い「エビデンス」があることになります。

たとえば、研究者のAさんはこういった、Bさんはこういった、Cさんはこういったと、結果に微妙な違いがあったとします。それは、データの集め方の問題かもしれませんし、それぞれの地域の事情などが影響しているのかもしれません。でも、世界中、誰にでも通用する結果を知りたいですよね。「欧米では通用するが、日本人では通用しない」ということでは、私たちにはメリットがありません。

そこで、Aさん、Bさん、Cさんのデータをまとめて一括で解析し、結果を検証してみようというのがメタ解析という手法です。

メタ解析を行うには、目的や方法がほぼ同じ研究を、見落としなく集める必要があります。その方法が、システマティック・レビューです。システマティック・レビューを適切

に行うため、PRISMAというガイドラインが作成されています。PRISMAには、2009年版と2020年版があります。2009年版で行った場合と、2020年版で行った場合では、結果が異なる可能性があります。結果をみて「おや？」と感じたときは、論文の「方法」の欄を確認する必要があります。

　研究論文を集めるには、PubMedやEmbaseといった論文のデータベースで検索を行います。検索を行うと、数千件の論文がヒットします。そのなかには、目的とは若干違う内容の論文もあります。また、結果に影響を与える要素（バイアス）を含んでいる論文もあります。データの集め方や解析法が目的に適合しているかどうか選択基準を設け、また、このような場合は論文を解析に使用しないといった除外基準も設け、それぞれの論文が適合するか検討します。こうして選ばれた論文を用いて、メタ解析が行われます。システマティック・レビューやメタ解析の論文では、論文を選択した流れが図として掲載されています。

　メタ解析の結果は、表で記載される場合もありますが、多くの場合、フォレスト・プロットという図で示されます。これからの時代はエビデンスが重視されるため、フォレスト・プロットを目にする機会が増えると思います。ぜひこの機会に、フォレスト・プロットの見方を覚えてください（図）。

　フォレスト・プロットでは、左上から、選び出された各論文の著者名、発表年、症例数

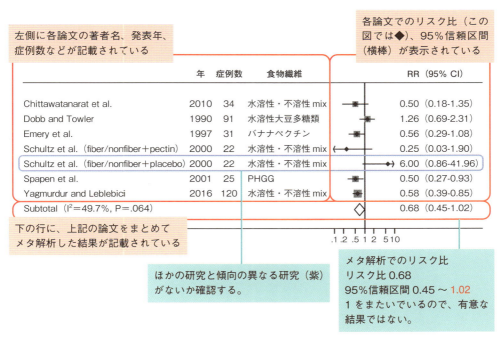

図　フォレスト・プロットの1例

などの情報が記載されます。その右側に、各論文でのリスク比（あるいはオッズ比など）と、95％信頼区間が記載されます。のように、●や■、◆、横棒などで図示されることが一般的です。横棒ではなく、四角形や菱形で記載されることもあります。

　下の行に、集めた論文の結果をまとめて、メタ解析を行った結果が記載されています。では、1の線より左側が「効果あり」、右側が「効果なし」です。メタ解析の結果を示す菱形は、1より左側にあるので、効果がある可能性があります。しかし、95％信頼区間を確認してください。このデータでは、0.45〜1.02と1をまたいでしまっているので、有意な結果とはいえません。

　あらためて、各論文のリスク比を示す横棒を見てください。1つだけ、ほかの論文と違う結果を報告している論文があります。こうした結果の異なる論文が含まれていることを、異質性（heterogeneity）といいます。

●適切な方法で研究論文を集め（システマティック・レビュー）、複数の研究結果をまとめて解析（メタ解析）すると、強いエビデンスが得られる。
●メタ解析の結果は、多くの場合、フォレスト・プロットで示される。

第3章

栄養指導に生かす食物繊維・腸内環境のアレコレ

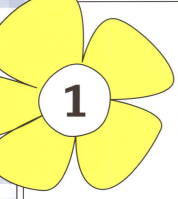

1 2型糖尿病と食物繊維・腸内環境

1 超高齢社会の大きな課題、2型糖尿病

　日本では、多くの人が2型糖尿病に罹患し治療を行っています。令和4年の『国民健康・栄養調査』[1]によると、「糖尿病が強く疑われる者」の割合は男性18.1％、女性9.1％でした。日本国内で、糖尿病またはその予備群と考えられる人の数は、2,000万人を超えています。「糖尿病が強く疑われる者」[1]の割合は、高齢になるほど増加します。超高齢社会が深刻化している日本では、糖尿病はとても大きな課題の一つです。

　『令和2年（2020）患者調査』によると、2型糖尿病で現在治療を受けている患者は369万9千人でした[2]。糖尿病の治療のための医療費は、年間1兆1,997億円でした（1型ほかも含む）[3]。

2 2型糖尿病は、さらにさまざまな疾患や病態をまねく

　2型糖尿病は、適切な治療を行わないと、腎症、網膜症、神経障害などの合併症をひき起こします。また、動脈硬化も進行するため、脳梗塞、脳出血といった脳卒中や、狭心症、心筋梗塞といった虚血性心疾患、心不全の原因となります。

　2型糖尿病の症例では、サルコペニアやフレイルの罹患率が高いという報告があります[4,5]。また、糖尿病患者は、骨密度が著しく低下していなくても骨折のリスクが高いことが報告されており[6,7]、糖尿病独特の骨の劣化のメカニズムが存在するといわれています。終末糖化産物（AGEs）によるコラーゲンの強度低下[8]などが骨劣化の原因と考えられています。

　糖尿病高齢者は、認知症を発症するリスクが高いことが報告されています。とくに、低血糖をくり返し発症すると認知症を発症するリスクがさらに高くなることが報告されています[9]。

　したがって2型糖尿病は、慢性腎臓病（CKD）、脳卒中、虚血性心疾患、心不全、サルコペニア、フレイル、骨の劣化による骨折、認知症といったさまざまな疾患、病態と関連します。以前、ワタクシが書いたレビュー論文でも、こうした関連を強調するために「糖

尿病」のところから、たくさんの矢印を記載しました（図1）[10]。

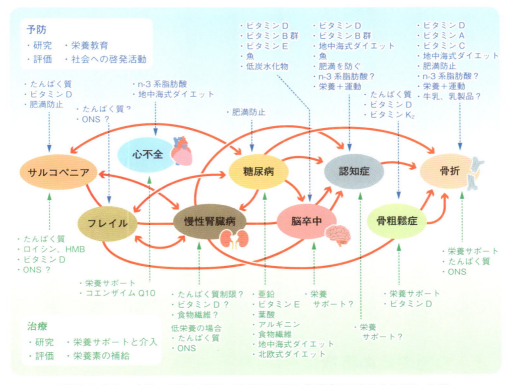

図1 高齢者の疾患、病態と予防、治療に有用な栄養素（文献10より引用・改変）

3 加齢とインスリン抵抗性、インスリン分泌能

　高齢者で2型糖尿病患者が増える要因として、インスリン抵抗性が上昇（インスリン感受性が低下）することと、インスリン分泌能が低下することの両方が関与していると考えられます（図2）[11]。高齢者では、肝臓でのインスリンの消費率が増加していることが報告されています[12]。つまり、膵臓でつくられたインスリンが、全身に到達する前に肝臓で消費されてしまい、骨格筋などに到達する量が減少します。また、インスリン抵抗性により、インスリンが受容体に結合してもブドウ糖が骨格筋にとり込まれにくい状態になっています。

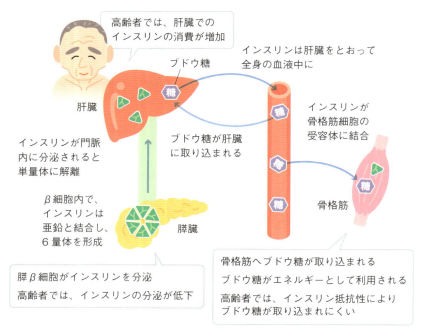

図2 加齢とインスリン抵抗性、インスリン分泌能（文献11を参考に作成）

4 食物繊維の摂取は2型糖尿病の血糖コントロールに有用？

　食物繊維は、ブドウ糖の吸収を緩やかにして、血糖の急激な上昇を防ぐはたらきがあります（第1章5［28ページ］参照）。糖尿病（1型も含む）患者でのメタ解析[13]では、食物繊維の摂取は、HbA1cや空腹時血糖値などを有意に改善しました（図3、表）[13]。HbA1cは0.2%、文献では単位がmmolで記載されていますが、換算すると空腹時血糖値は10.1mg/dL低下したことになります。そのほか、LDLコレステロールは6.6mg/dL、トリグリセリドは14.2mg/dL低下しています。体重とBMIが低下し、空腹時インスリンも低下、インスリン抵抗性も改善しました。炎症の指標のCRPも改善していました。

　上記のメタ解析では、全死亡率、心血管死亡率とも摂取量依存的に低下しました（図4）[13]。

5 2型糖尿病患者には、食物繊維を積極的にとってもらうべき？

　米国で、2型糖尿病患者13名を対象に行われたクロスオーバー試験[14]では、高食物繊

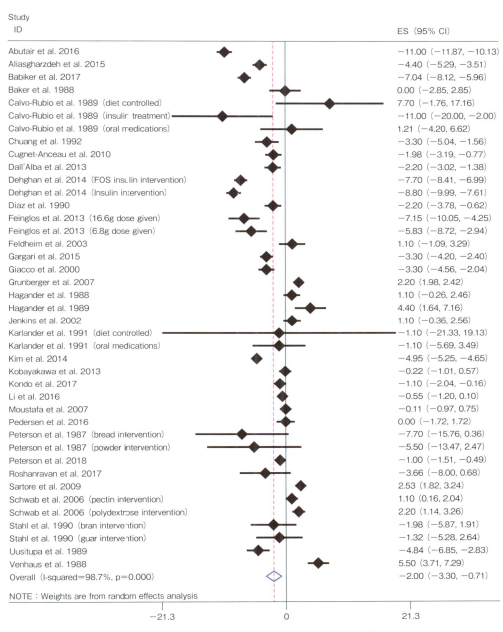

図3 糖尿病（1型も含む）患者における食物繊維のHbA1cへの効果（文献13より引用・改変）

維食（水溶性食物繊維25g/日、不溶性食物繊維25g/日、食物繊維合計50g/日、6週間）を摂取した場合、米国糖尿病協会の推奨する食事（水溶性食物繊維8g/日、不溶性食物繊維16g/日、食物繊維合計24g/日、6週間）を摂取した場合と比較し、空腹時血糖値の平均値が13mg/dL（95％信頼区間1～24mg/dL、p＝0.04）、尿中ブドウ糖排泄量が

表 糖尿病（1型も含む）患者における食物繊維の効果 （文献13より引用・改変）

効果	報告数	参加者数 （介入群/対照群）	異質性 (I^2)	Mean difference（MD） （95％信頼区間）
HbA1c（mmol/mol）	33	815/738	98.7％	−2.00（−3.30 to −0.71）
空腹時血糖値（mmol/L）	34	936/871	99.1％	−0.56（−0.73 to −0.38）
総コレステロール（mmol/L）	27	662/605	98.0％	−0.34（−0.46 to −0.22）
LDLコレステロール（mmol/L）	21	559/512	96.2％	−0.17（−0.27 to −0.08）
HDLコレステロール（mmol/L）	25	722/666	96.7％	0.04（0.01 − 0.07）
トリグリセリド（mmol/L）	28	760/708	97.7％	−0.16（−0.23 to −0.09）
体重（kg）	18	455/422	98.2％	−0.56（−0.98 to −0.13）
BMI（kg/m²）	14	382/381	97.4％	−0.36（−0.55 to −0.16）
ウエスト周囲長（cm）	8	178/171	97.4％	−1.42（−2.63 to −0.21）
収縮期血圧（mmHg）	12	325/295	98.6％	−1.86（−4.85 to 1.12）
拡張期血圧（mmHg）	12	325/295	97.1％	−1.19（−2.87 to 0.49）
CRP（SMD）	7	216/217	96.9％	−2.80（−4.52 to −1.09）
空腹時インスリン（SMD）	19	489/458	96.4％	−2.03（−2.92 to −1.13）
HOMA IR	9	292/289	99.7％	−1.24（−1.72 to −0.76）

1.3g（95％信頼区間0.03～1.83g、p＝0.008）低下しました。また、高食物繊維食は、血漿グルコース濃度とインスリン濃度の曲線下面積（AUC）を低下させ、血清トリグリセリド濃度も低下させました。2型糖尿病患者が食物繊維を摂取することで、血糖コントロールが改善する可能性があります。しかし……、1日50gという摂取量は、はたして実際の患者さんで実現できるのでしょうか？

　海外では、2型糖尿病患者に水溶性食物繊維のサプリメントを摂取してもらうランダム化試験が多数報告されています。これらの研究のメタ解析では、HbA1cは0.63％、空腹時血糖値は16.0mg/dL、食後2時間の血糖値は13.3mg/dL低下したほか、空腹時の血中

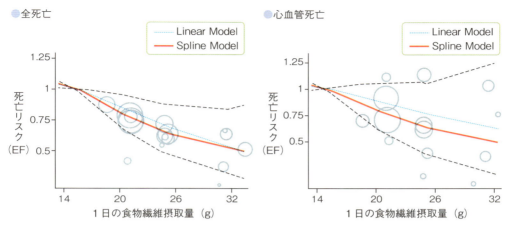

図4 糖尿病（1型も含む）患者における食物繊維摂取による死亡リスクの改善
（文献13より引用・改変）

インスリン、HOMA-IRも低下しました。BMIは0.31kg/m²低下しており、肥満改善の効果も認められました[15]。

不溶性食物繊維であるサイリウム（オオバコ）によるランダム化試験も行われており、メタ解析でHbA1c、空腹時血糖値、HOMA-IRなどの改善が認められました[16, 17]。

このような結果から、日本糖尿病学会の『糖尿病診療ガイドライン2024』では、「2型糖尿病の血糖コントロールのために積極的な食物繊維摂取は有効である（推奨グレードB）」と記載されています。ただし、食物繊維のほかに果糖を含むくだものについては、「現時点では血糖コントロールに対するくだものの影響は十分に確認されていない」と記載されています[18]。

6 日本の食生活習慣と血糖コントロール

2型糖尿病の患者が、食事の際に野菜を先に食べることにより、野菜に含まれる食物繊維の作用で、血糖の吸収が穏やかになり、肥満を防ぐことができたという報告があります[19]。いわゆる「ベジファースト」です。血糖値の立ち上がりが緩徐になることがわかっています。

日本では、食物繊維やポリフェノールなどを多く含む玄米の効果が注目されています。玄米は、2型糖尿病患者の血糖コントロールを改善するのでしょうか？2型糖尿病患者37人を対象に行われたクロスオーバー試験[20]で、白米、玄米、もち玄米を摂取した場合の血糖値の推移を、持続血糖測定（CGM）を用いて検討した結果が報告されています。白米、玄米、もち玄米のなかでは、もち玄米が有意に血糖の平均値を低下させました。白米と玄米では、有意差が認められませんでした。食物繊維の量は、白米が0.5g/100g、玄米が

3.0g/100g、もち玄米が3.5g/100gほどといわれています。白米と玄米では食物繊維の含有量が大きく異なるのに対して、玄米ともち玄米の食物繊維の含有量の差はわずかで、もち玄米の血糖改善効果が食物繊維の量によるのか、それ以外の原因によるのかはあきらかではありません。

7 同様の効果が妊娠糖尿病の患者でも

　2型糖尿病で認められたような食物繊維摂取による血糖コントロールの改善は、妊娠糖尿病でも認められています。食物繊維の摂取により、空腹時血糖値、食後2時間の血糖値、HbA1c、血清トリグリセリド、血清LDLコレステロールが低下しました。それに伴い、早産や帝王切開、胎児仮死、巨大児のリスクも低下したといいます[21]。

　2型糖尿病の場合と異なり、妊娠糖尿病の予防のためには、くだものの摂取、とくに、くだものからの食物繊維、抗酸化物質、ポリフェノールの摂取が妊娠糖尿病発症のリスクを低下させることが報告されています[22, 23]。ベリー系のくだものなどが推奨されています。

8 食物繊維は2型糖尿病の発症リスクを低下させる？

　食物繊維は、2型糖尿病を発症した患者の治療だけでなく、2型糖尿病の発症防止にも役立つ可能性があります。

　世界保健機関（WHO）のガイドラインのもとになったメタ解析結果[24]では、食物繊維の摂取量が多い群は空腹時血糖値が低く、2型糖尿病の発症リスクも低いことが報告されました（第3書3[109ページ]表1参照）。食物繊維の摂取量が多い群は、体重とBMIが有意に低く、食物繊維は肥満防止も効果があることもわかりました。また、全粒穀物や豆類が2型糖尿病の発症リスクを低下させることもわかりました（第3書3[109ページ]表2参照）。

　食物繊維を含む食品の摂取と2型糖尿病の発症率の関連を検討した研究があります（図5）[25]。野菜、くだものよりも、全粒穀類（全粒粉）を摂取しているほうが2型糖尿病の発症率が低いことがわかります。これに対して、精製穀類（精製粉）では2型糖尿病の発症率が低下していません。精製で取り除かれてしまう穀類の被殻の部分に、2型糖尿病の発症率を低下させるヒミツがあるようです。被殻の部分には、食物繊維のほか抗酸化物質などが多く含まれています。

　トマト、にんじん、かぼちゃ、とうもろこし、ズッキーニなどの黄色野菜は、ほうれんそう、キャベツ、レタスのような緑色の葉野菜よりも、2型糖尿病の発症率を低下させるようです。白米を摂取すると2型糖尿病の発症率が上昇するようですが、玄米を摂取すると2型糖尿病の発症率は低下しています。妊娠糖尿病ではくだものが発症リスクを低下さ

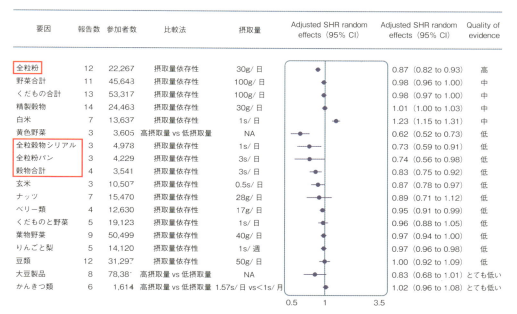

図5 食物繊維を含む食品の摂取と2型糖尿病の発症率（文献25より引用・改変）

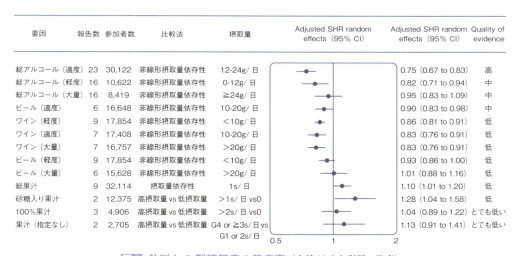

図6 飲料と2型糖尿病の発症率（文献25より引用・改変）

せましたが、2型糖尿病の場合はくだものによる発症率の低下はあきらかではありませんでした。有意差は認められませんでしたが、大豆製品は2型糖尿病の発症率を低下させる傾向が認められました。

ちなみに、食物繊維とは関係ありませんが、ビール、ワインなどのアルコールの摂取は、2型糖尿病の発症率を低下させ、フルーツジュースは2型糖尿病の発症率を上昇させました（**図6**）[25]。

2型糖尿病の患者の血糖コントロールでは、白米との有意差が認められなかった玄米ですが、発症リスクを低下させるという観点では、その効果が期待されます。玄米を1日50g摂取すると、2型糖尿病の発症リスクが13%低下するという報告があります[26]。白米摂取群と玄米摂取群を比較したランダム化比較試験（RCT）のメタ解析[27]で、体重、BMI、ウエスト径が低下したと報告されています。また、エビデンスレベルはあまり高くはありませんが、発芽玄米の摂取は、体重、空腹時血糖値、トリグリセリド、LDLコレステロールを低下させたと報告されています。

9　2型糖尿病でも腸内フローラの異常

　2型糖尿病の発症や合併症などに、腸内フローラの異常（dysbiosis）、リーキーガット症候群（第2章1［50ページ］参照）が関与している可能性があるといわれています[28〜30]。2型糖尿病の症例ではビフィズス菌の存在量が有意に少なく、産生される短鎖脂肪酸（SCFA）量も減少していたという報告や、腸内フローラがグルカゴン様ペプチド-1（GLP-1）の分泌抑制と関連していたといったデータも紹介されています。ビフィズス菌は、肝臓での糖新生を抑制し、GLUT4を介して骨格筋へのブドウ糖の取り込みを促進したという報告もあるようです。糖尿病治療薬のメトホルミンが、腸内フローラを変化させることも報告されています。なかには、腸内フローラの改善で、2型糖尿病患者の抑うつ症状や不安といった精神症状も改善したという研究もありました[31]。

　近年、日本の研究で、*Blautia wexlerae*という菌が、肥満の人や2型糖尿病患者の腸内で減少していることがわかりました（図7）[32]。また、この菌をマウスに投与すると、代謝改善と抗炎症効果が認められ、腸内フローラも改善し、高脂質食による肥満や糖尿病の

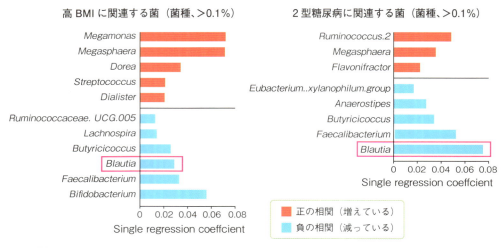

図7　*Blautia wexlerae*が肥満の人や2型糖尿病患者の腸内で減少（文献32より引用・改変）

発症が抑制されました。こうした菌をプロバイオティクスとして摂取することで、肥満や2型糖尿病の発症を抑制できる時代が来るかもしれません。

細菌は、細胞外小胞（EV）というものをつくり細菌同士の情報伝達を行っています。細胞外小胞には、DNA、RNAなどの遺伝情報、さまざまなたんぱく質、毒素、宿主側から抗原として認識される細菌特有の分子（MAMPまたはPAMP）などが含まれます。細胞外小胞は、細菌同士の情報伝達以外に、われわれの細胞にも取り込まれ、影響を与えることが知られています。また、細菌特有の分子が抗原として認識され免疫を活性化します（図8）[33]。

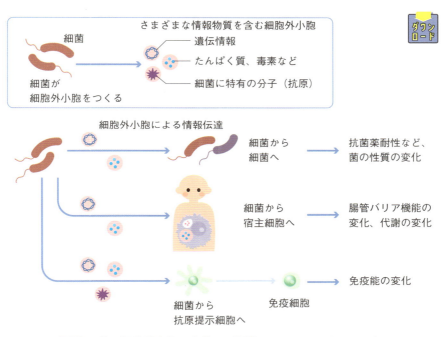

図8 細菌の細胞外小胞の人体への影響（文献33などを参考に作成）

動物の研究で、高脂質食を摂取したマウスの糞便中には*Pseudomonas panacis*という細菌由来の細胞外小胞が増加していました。この細胞外小胞は、骨格筋や脂肪組織でのブドウ糖の取り込みを抑制し、高血糖をひき起こしました。ある種の菌の産生する物質が、細胞外小胞というかたちで人体に悪影響をおよぼし、2型糖尿病を発生させる可能性があるということです。そして恐ろしいことに、細胞外小胞を経口投与すると、細胞外小胞は腸粘膜バリアを通過し、数分から数時間で全身に広がることもわかりました[34]。

細胞外小胞をつくるのは悪玉菌だけではありません。ビフィズス菌などのつくった細胞外小胞が、免疫を活性化し、人体の健康を維持することも指摘されています。細菌のつくる細胞外小胞、これから研究がすすめられていく分野ではないでしょうか。

引用・参考文献

1) 厚生労働省. 令和4年「国民健康・栄養調査」の結果. (https://www.mhlw.go.jp/stf/newpage_42694.html).
2) 厚生労働省. 令和2年（2020）患者調査の概況. (https://www.mhlw.go.jp/toukei/saikin/hw/kanja/20/index.html).
3) 厚生労働省. 令和4（2022）年度国民医療費の概況. (https://www.mhlw.go.jp/toukei/saikin/hw/k-iryohi/22/index.html).
4) Murata, Y. et al. Sarcopenia in elderly patients with type 2 diabetes mellitus : prevalence and related clinical factors. Diabetol. Int. 9（2）, 2017, 136-42.
5) Sinclair, AJ. et al. Frailty and sarcopenia - newly emerging and high impact complications of diabetes. J. Diabetes Complications. 31（9）, 2017, 1465-73.
6) 吉田貞夫. 糖尿病患者は骨粗鬆症になりやすいの？ニュートリションケア. 11（8）, 2018, 720-2.
7) 日本糖尿病学会編・著. "糖尿病と骨代謝". 糖尿病診療ガイドライン2024. 東京, 南江堂, 2024, 497-501.
8) Schwartz, AV. et al.; Health, Aging, and Body Composition Study. Pentosidine and increased fracture risk in older adults with type 2 diabetes. J. Clin. Endocrinol. Metab. 94（7）, 2009, 2380-6.
9) Whitmer, RA. et al. Hypoglycemic episodes and risk of dementia in older patients with type 2 diabetes mellitus. JAMA. 301（15）, 2009, 1565-72.
10) Yoshida, S. et al. Can Nutrition Contribute to a Reduction in Sarcopenia, Frailty, and Comorbidities in a Super-Aged Society? Nutrients. 15（13）, 2023, 2991.
11) Basu, R. et al. Effects of age and sex on postprandial glucose metabolism : differences in glucose turnover, insulin secretion, insulin action, and hepatic insulin extraction. Diabetes. 55（7）, 2006, 2001-14.
12) Iozzo, P. et al. Independent influence of age on basal insulin secretion in nondiabetic humans. European Group for the Study of Insulin Resistance. J. Clin. Endocrinol. Metab. 84（3）, 1999, 863-8.
13) Reynolds, AN. et al. Dietary fibre and whole grains in diabetes management : Systematic review and meta-analyses. PLoS Med. 17（3）, 2020, e1003053.
14) Chandalia, M. et al. Beneficial effects of high dietary fiber intake in patients with type 2 diabetes mellitus. N. Engl. J. Med. 342（19）, 2000, 1392-8.
15) Xie, Y. et al. Effects of soluble fiber supplementation on glycemic control in adults with type 2 diabetes mellitus : A systematic review and meta-analysis of randomized controlled trials. Clin. Nutr. 40（4）, 2021, 1800-10.
16) Gholami, Z. et al. The effect of psyllium on fasting blood sugar, HbA1c, HOMA IR, and insulin control : a GRADE-assessed systematic review and meta-analysis of randomized controlled trials. BMC Endocr. Disord. 24（1）, 2024, 82.
17) Xiao, Z. et al. The effect of psyllium consumption on weight, body mass index, lipid profile, and glucose metabolism in diabetic patients : A systematic review and dose-response meta-analysis of randomized controlled trials. Phytother. Res. 34（6）, 2020, 1237-47.
18) 日本糖尿病学会編・著. "食事療法". 前掲書7）. 37-66.
19) Imai, S. et al. Effect of eating vegetables before carbohydrates on glucose excursions in patients with type 2 diabetes. J. Clin. Biochem. Nutr. 54（1）, 2014, 7-11.
20) Terashima, Y. et al. Eating glutinous brown rice for one day improves glycemic control in Japanese patients with type 2 diabetes assessed by continuous glucose monitoring. Asia Pac. J. Clin. Nutr. 26（3）, 2017, 421-6.
21) Sun, J. et al. Effects of Additional Dietary Fiber Supplements on Pregnant Women with Gestational Diabetes : A Systematic Review and Meta-Analysis of Randomized Controlled Studies. Nutrients. 14（21）, 2022, 4626.
22) Jaworsky, K. et al. Effects of an Eating Pattern Including Colorful Fruits and Vegetables on Management of Gestational Diabetes : A Randomized Controlled Trial. Nutrients. 15（16）, 2023, 3624.
23) Gao, Q. et al. Inverse association of total polyphenols and flavonoids intake and the intake from fruits with the risk of gestational diabetes mellitus : A prospective cohort study. Clin. Nutr. 40（2）, 2021, 550-9.
24) Reynolds, A. et al. Carbohydrate quality and human health : a series of systematic reviews and meta-analyses. Lancet. 393（10170）, 2019, 434-45. Erratum in : Lancet. 393（10170）, 2019, 406.
25) Neuenschwander, M. et al. Role of diet in type 2 diabetes incidence : umbrella review of meta-analyses of prospective observational studies. BMJ. 366, 2019, l2368.
26) Yu, J. et al. White rice, brown rice and the risk of type 2 diabetes : a systematic review and meta-analysis. BMJ Open. 12（9）, 2022, e065426.
27) Golzarand, M. et al. The effect of brown rice compared to white rice on adiposity indices, lipid profile, and glycemic markers : a systematic review and meta-analysis of randomized controlled trials. Crit. Rev. Food Sci. Nutr. 62（27）, 2022, 7395-412.
28) Ojo, O. et al. The Role of Dietary Fibre in Modulating Gut Microbiota Dysbiosis in Patients with Type 2 Diabetes : A Systematic Review and Meta-Analysis of Randomised Controlled Trials. Nutrients. 12（11）, 2020, 3239.

29) Iatcu, CO. et al. Gut Microbiota and Complications of Type-2 Diabetes. Nutrients. 14（1）, 2021, 166.
30) Sanchez-Alcoholado, L. et al. Role of Gut Microbiota on Cardio-Metabolic Parameters and Immunity in Coronary Artery Disease Patients with and without Type-2 Diabetes Mellitus. Front. Microbiol. 8, 2017, 1936.
31) Chen, L. et al. High-fiber diet ameliorates gut microbiota, serum metabolism and emotional mood in type 2 diabetes patients. Front. Cell. Infect. Microbiol. 13, 2023, 1069954.
32) Hosomi, K. et al. Oral administration of Blautia wexlerae ameliorates obesity and type 2 diabetes via metabolic remodeling of the gut microbiota. Nat. Commun. 13（1）, 2022, 4477.
33) Choi, Y. et al. Gut microbe-derived extracellular vesicles induce insulin resistance, thereby impairing glucose metabolism in skeletal muscle. Sci. Rep. 5, 2015, 15878.
34) Sartorio, MG. et al. Bacterial Outer Membrane Vesicles : From Discovery to Applications. Annu. Rev. Microbiol. 75, 2021, 609-30.

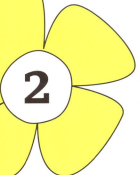

2 高血圧症と食物繊維・腸内環境

1 世界的にみた寄与死亡率の1位は高血圧症

世界保健機関（WHO）のGBD研究（Global Burden of Diseases, Injuries, and Risk Factors Study）[1]によると、2019年（新型コロナウイルス感染症によるパンデミック以前）、世界的にみた寄与死亡率（attributable mortality）の要因で、男女合わせた1位は収縮期高血圧でした。収縮期血圧が高いことにより、1年間に世界で1,080万人（95%信頼区間9.51〜12.1百万人）が死亡したと算出されました。これは、2019年の全死亡の19.2%（95%信頼区間16.9〜21.3）を占めていました。要因別の死亡数を男女別にみると（）[1]、女性では収縮期高血圧が1位、男性ではたばこに次いで2位でした。収縮期血圧が高い人は、心血管疾患や糖尿病、腎臓病で死亡していました。

2 日本でも、高血圧症は死亡や脳心血管疾患のリスク

日本で、『国民健康・栄養調査』[2]の結果から各リスク要因の死亡数を算出したところ、高血圧は、総死亡では喫煙に次いで2位、脳心血管疾患死亡では1位でした（）[3]。

日本国内10コホート（計約7万人）のメタ解析を行ったEPOCH-JAPAN[4]による試算では、全脳心血管疾患死亡の50%、脳卒中死亡の52%、冠動脈疾患死亡の59%が、120/80mmHgを超える高血圧に起因する死亡と評価されました。日本では、高血圧に起因する脳心血管疾患死亡者数は、年間約10万人（死亡する人の15人に1人）と推定されています。

3 高血圧症の管理目標

日本では、高血圧症の患者数はおよそ4,300万人と推定されています。そのうち、適切な治療が行われているのはわずか1,200万人といわれています[5]。高血圧症を適切に治療することで、脳出血、脳梗塞、心筋梗塞などによる死亡を減少させることができる可能性があります。収縮期血圧平均値を4mmHg低下させることで、脳卒中死亡数が年間約1万人、冠動脈疾患死亡数が年間約5千人減少すると推計されています。

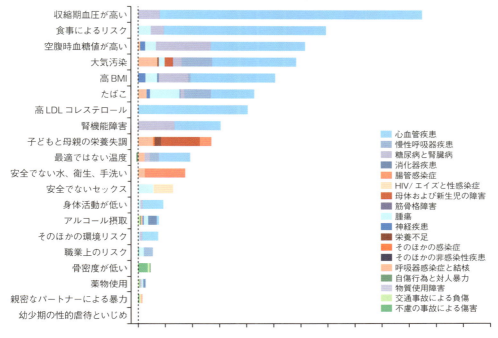
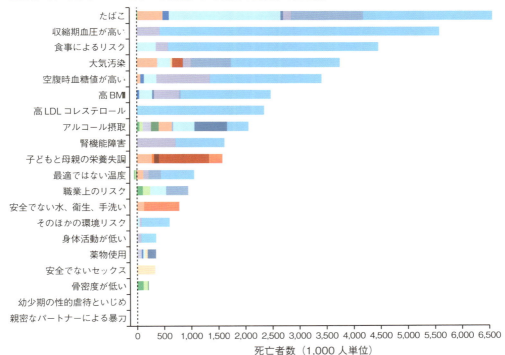

図1 世界の男女別要因別の死亡数（文献1を引用・改変）

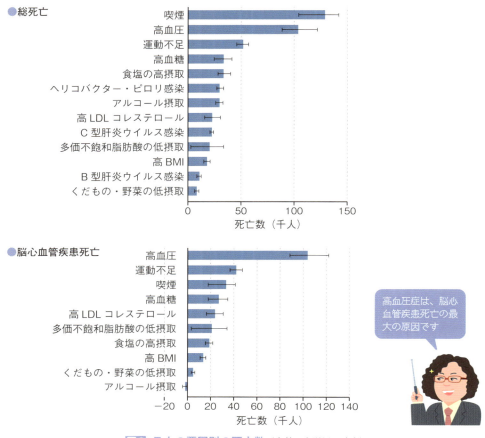

図2 日本の要因別の死亡数（文献3を引用・改変）

　診察室で測定する血圧は、家庭で測定する値より高くなるのが一般的です。そのため、診察室で測定した血圧が140/90mmHg以上、家庭で測定した血圧が135/85mmHg以上の場合に高血圧症と診断されます[5]。また、脳心血管病予防のため、75歳未満、両側頸動脈狭窄や脳主幹動脈閉塞のない脳血管障害、冠動脈疾患、慢性腎臓病（CKD）（たんぱく尿陽性）、糖尿病、抗血栓薬服用中の症例では130/80mmHg未満を目標とし、75歳以上、脳血管障害（両側頸動脈狭窄や脳主幹動脈閉塞あり、または未評価）、CKD（たんぱく尿陰性）の症例では140/90mmHg未満を目標とします[5]。

診察室での血圧が140/90mmHg以上、家庭での血圧が135/85mmHg以上の場合が高血圧症です。高血圧症は、数値に応じてさらにⅠ度～Ⅲ度に分類されます

4 食物繊維の摂取で血圧は低下する？

　食物繊維の摂取を増やしただけで、血圧は低下するのでしょうか？ 2015年に行われたメタ解析[6]では、食物繊維の摂取量の多い群（摂取量の差は約6g）では、収縮期血圧が－0.9mmHg（95％信頼区間－2.5～0.6mmHg、拡張期血圧が－0.7mmHg（95％信頼区間－1.9～0.5mmHg）と、有意差はないものの低下する傾向が認められました。β-グルカンが豊富な食事（摂取量の差は約4g）を摂取した群では、収縮期血圧が－2.9mmHg（95％信頼区間－0.9～－4.9mmHg）、拡張期血圧が－1.5mmHg（95％信頼区間－0.2～－2.7mmHg）と有意な低下が認められました。β-グルカンは、大麦、オーツ麦、きのこ、海藻、酵母などに含まれる食物繊維です。これらの食品の摂取が、血圧低下に有用な可能性があります。

　2022年に行われた心血管疾患者でのメタ解析[7]では、食物繊維摂取量が多い群は、少ない群と比較し収縮期血圧が4.3mmHg（95％信頼区間2.2～5.8mmHg）、拡張期血圧が3.1mmHg（95％信頼区間1.7～4.4mmHg）と有意に低下しました。それに加え、全死因死亡率（RR 0.75、95％信頼区間0.58～0.97）、総コレステロール（－16.2mg/dL、95％信頼区間－30.2～－1.9mg/dL）、LDLコレステロール（－18.2mg/dL、95％信頼区間－32.9～－3.9mg/dL）、空腹時血糖（－8.6mg/dL、95％信頼区間－16.4～－0.9mg/dL）も低下しました。

　米国心臓協会（American Heart Association）は、「成人の高血圧症患者は、食物繊維を最低限女性で28g/日以上、男性で38g/日以上摂取する」ことを推奨しています。また、食物繊維を5g/日増やすごとに、収縮期血圧が2.8mmHg、拡張期血圧が2.1mmHg低下することが推定されると記載しています[8]。

　令和4年の『国民健康・栄養調査』では、20歳以上の成人の平均食物繊維摂取量は18.8gでした[9]。男性の場合、推奨される量との差は19.2gにもなります。こうした、推奨される食物繊維の摂取量と実際の摂取量との差を「ファイバーギャップ（fiber gap）」といいます。ファイバーギャップを埋めるために、効率よく食物繊維を摂取する工夫（第2章4［65ページ］参照）が必要です。

推奨される食物繊維の摂取量と実際の摂取量との差がファイバーギャップです

　では、どのような食材から食物繊維を摂取するのがよいのでしょうか？ 先ほどのβ-グルカンを含む、大麦、オーツ麦、きのこ、海藻、酵母などのほか、全粒穀物（全粒粉）の

摂取で高血圧症のリスクが低下するというメタ解析結果があります[10]。くだものも高血圧症のリスクを低下させます[10, 11]。野菜は、くだものほど高血圧症のリスクを低下させる効果はないようです[11]。

　ところで、食物繊維の摂取のみで低下させることができる血圧は、せいぜい10mmHg程度です。Ⅰ度高血圧症（診察室血圧140〜159かつ/または90〜99mmHg、家庭血圧135〜144かつ/または85〜89mmHg）の人は、食物繊維を積極的に摂取することで正常な血圧に近づけることが可能かもしれませんが、Ⅱ度（診察室血圧160〜170かつ/または100〜109mmHg、家庭血圧145〜159かつ/または90〜00mmHg）以上の高血圧症の人は、食物繊維の摂取だけでは正常な血圧に近づけることは不可能かもしれません。主治医に処方された降圧薬を適切に内服しながら、食物繊維の摂取を心がける必要があります。

血圧を低下させるには、β-グルカン（大麦、オーツ麦、きのこ、海藻、酵母など）、全粒粉、野菜、くだものを摂取！

5　食物繊維の摂取で血圧が低下するメカニズム

　食物繊維の摂取は、肥満（第3章7［127ページ］参照）や便秘（第3章10［139ページ］参照）を改善します。とくに肥満の改善は、血圧に大きな影響をおよぼす可能性があります。また、食物繊維を多く含む野菜やくだものを摂取することで、カリウムの摂取量が増加します。カリウムの摂取量が増加すると、尿へのナトリウムの排泄量が増加し、血圧が低下します。ナトリウムの摂取量に対して、カリウムの摂取量の比を増加させることが大切だと考えられています[12]。食事からのナトリウム摂取量とカリウム摂取量の比を計算するのはやや煩雑です。日本高血圧学会では、尿中のナトリウム/カリウム比（尿ナトカリ比）を用いることで、ナトリウム摂取量とカリウム摂取量の比を推測することができるとして、高血圧症の生活指導への利用を推奨しています[13]。カリウムの摂取量を増やし、尿中のナトリウム/カリウム比を低下させることで、血圧を低下させることができることを報告しています。

尿ナトリウム/カリウム比の至適目標は2未満、実現可能目標は4未満です[13]

食物繊維の摂取が血圧を低下させるメカニズムには、食物繊維から産生される短鎖脂肪酸（SCFA）や、腸内フローラも関与している可能性があります。

　高血圧症の人と健康な人の腸内フローラを比較すると、数種の菌で違いが認められることが報告されています。高血圧患者では、*Acidaminococcus*、*Eubacterium fissicatena*、*Muribaculaceae* といった菌が増加し、*Ruminococcus*、*Eubacterium eligens* といった菌が減少していたという報告があります[14]。こうした腸内フローラの変化に関連し、高血圧症の患者では、血漿中の酢酸と酪酸の濃度が高いにもかかわらず、白血球などで、その受容体であるGPR43（第1章5［28ページ］参照）の発現が低下していたという結果が報告されています[14]。高血圧症患者では、GPR43を介した酪酸の代謝制御作用がはたらきにくくなっていることが示唆されます。

　また、高血圧症の患者では、血漿中のゾヌリン（腸管上皮細胞のタイトジャンクションを緩め、腸管上皮の透過性を高めるたんぱく）や、腸管由来脂肪酸結合たんぱく（I-FABP）、細菌由来のリポ多糖（LPS）の濃度が上昇しており、リーキーガット症候群（第2章1［50ページ］参照）と同様のメカニズムで慢性炎症を来しているという研究結果も報告されています[15]。ビフィズス菌、乳酸菌などのプロバイオティクスが、慢性炎症を抑制し、血圧を低下させるというメタ解析も報告されています[16]。

　食物繊維を摂取し、腸内フローラを改善することで、高血圧症が改善する可能性があります。今後の研究が期待されます。

引用・参考文献

1) GBD 2019 Risk Factors Collaborators. Global burden of 87 risk factors in 204 countries and territories, 1990-2019 : a systematic analysis for the Global Burden of Disease Study 2019. Lancet. 396（10258), 2020, 1223-49.
2) 厚生労働省．平成19年国民健康・栄養調査報告．(https://www.mhlw.go.jp/bunya/kenkou/eiyou09/01.html).
3) Ikeda, N. et al. Adult mortality attributable to preventable risk factors for non-communicable diseases and injuries in Japan : a comparative risk assessment. PLoS Med. 9（1), 2012, e1001160.
4) Fujiyoshi, A. et al.; Observational Cohorts in Japan（EPOCH-JAPAN）Research Group. Blood pressure categories and long-term risk of cardiovascular disease according to age group in Japanese men and women. Hypertens. Res. 35（9), 2012, 947-53.
5) 日本高血圧学会高血圧治療ガイドライン作成委員会編．高血圧治療ガイドライン2019．東京，ライフサイエンス出版，2019, 304p.
6) Evans, CE. et al. Effects of dietary fibre type on blood pressure : a systematic review and meta-analysis of randomized controlled trials of healthy individuals. J. Hypertens. 33（5), 2015, 897-911.
7) Reynolds, AN. et al. Dietary fibre in hypertension and cardiovascular disease management : systematic review and meta-analyses. BMC Med. 20（1), 2022, 139.
8) Jama, HA. et al. Recommendations for the Use of Dietary Fiber to Improve Blood Pressure Control. Hypertension. 81（7), 2024, 1450-9.
9) 厚生労働省．令和4年「国民健康・栄養調査」の結果．(https://www.mhlw.go.jp/stf/newpage_42694.html).
10) Schwingshackl, L. et al. Food Groups and Risk of Hypertension : A Systematic Review and Dose-Response Meta-Analysis of Prospective Studies. Adv. Nutr. 2017, 793-803. doi : 10.3945/an.117.017178. Erratum in : Adv. Nutr. 9（2), 2018, 163-4.
11) Madsen, H. et al. Fruit and vegetable consumption and the risk of hypertension : a systematic review and meta-analysis of prospective studies. Eur. J. Nutr. 62（5), 2023, 1941-55.
12) Zhang, Z. et al. Association between usual sodium and potassium intake and blood pressure and hypertension among U.S. adults : NHANES 2005-2010. PLoS One. 8（10), 2013, e75289.
13) Hisamatsu, T. et al.; Japanese Society of Hypertension Working Group on Urine Sodium-to-Potassium Ratio.

Practical use and target value of urine sodium-to-potassium ratio in assessment of hypertension risk for Japanese : Consensus Statement by the Japanese Society of Hypertension Working Group on Urine Sodium-to-Potassium Ratio. Hypertens. Res. 47（12）, 2024,3288-3302.

14) Nakai, M. et al. Essential Hypertension Is Associated With Changes in Gut Microbial Metabolic Pathways : A Multisite Analysis of Ambulatory Blood Pressure. Hypertension. 78（3）, 2021, 804-15.

15) Kim, S. et al. Imbalance of gut microbiome and intestinal epithelial barrier dysfunction in patients with high blood pressure. Clin. Sci（Lond）. 132（6）, 2018, 701-18.

16) Zarezadeh, M. et al. Effects of probiotics supplementation on blood pressure : An umbrella meta-analysis of randomized controlled trials. Nutr. Metab. Cardiovasc. Dis. 33（2）, 2023, 275-86.

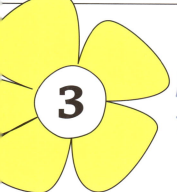

3 脳心血管疾患の予防と食物繊維・腸内環境

1 人は血管から老いる

「人は血管から老いる」といわれます。ワタクシの臨床医としての師匠も、よくそういっていました。動脈硬化が進行すると、脳では脳梗塞、脳出血といった脳卒中の原因となり、心臓では狭心症、心筋梗塞といった虚血性心疾患の原因となります。腎臓の機能が低下するのも、血管が傷害されるためだといっても過言ではありません。

脳梗塞、脳出血といった脳卒中は、四肢の麻痺、構音障害、嚥下障害などの重篤な後遺症につながることがあります。高齢者では、嚥下障害により肺炎を発症し、重症化、死亡のリスクがあります。狭心症、心筋梗塞といった虚血性心疾患は、うっ血性心不全の原因になり、長期の治療が必要になるほか突然死などのリスクがあります。歳をとってもいきいきと元気に生活するためには、血管をよい状態に維持することがとても大切です。

本項では、食物繊維が動脈硬化の進行を遅らせることができるのか、動脈硬化の進行を抑制することにより、脳梗塞、脳出血、狭心症、心筋梗塞などの疾患の発症リスクを低下させることができるのかについて解説します。

2 WHOのガイドライン

世界保健機関（WHO）が2023年に発表したガイドライン[1]で、「成人では、少なくとも1日25gの天然の食物繊維を食事から摂取することを強く推奨する」と記載したことについては、第2章2（56ページ）で解説しました。このガイドラインのもとになったメタ解析結果[2]があります。食物繊維の摂取量と、虚血性心疾患（狭心症、心筋梗塞など）、脳卒中（脳梗塞、脳出血など）の発症リスク、死亡リスク、リスク要因などとの関連を検討すると、食物繊維の摂取量が多い群は、虚血性心疾患、脳卒中の発症リスク、死亡リスクが低いことがわかりました。また、食物繊維の摂取量が多い群は、空腹時血糖値が低く2型糖尿病の発症リスクも低いことがわかりました。リスク要因では、体重、BMI、LDLコレステロール、収縮期血圧が有意に低いことが示されました（表1）[1, 2]。用量反応曲線による解析では、食物繊維の摂取量で1日35gまでは効果の増強が認められました。

上記の研究で、全粒穀物（全粒粉）、野菜、くだもの、豆類の摂取量と脳心血管疾患のリ

表1 食物繊維の摂取量と脳心血管疾患のリスク（文献1、2を参考に作成）

結果	プール推定値（95% CI）	研究数	参加者数	統計的確実性
全死亡率	RR 0.85（0.79 から 0.91）	10	947,111	中程度
CVD による死亡率	RR 0.77（0.71 から 0.83）	7	947,870	中程度
CVD	RR 0.76（0.68 から 0.85）	8	200,143	中程度
脳卒中による死亡率	RR 0.80（0.56 から 1.14）	2	89,761	非常に低い
脳卒中	RR 0.82（0.75 から 0.90）	9	364,204	中程度
2型糖尿病	RR 0.84（0.78 から 0.90）	17	640,656	中程度
体重（kg）	MD －0.37（－0.63 から －0.11）	27	2,495	高い
BMI（kg/m^2）	MD －0.17（－0.33 から －0.01）	9	1,857	適度
空腹時血糖値（mg/dL）	MD －1.6（－2.7 から －0.4）	39	3,263	低い
LDL コレステロール（mg/dL）	MD －3.5（－5.8 から －1.5）	34	3,441	適度
収縮期血圧（mmHg）	MD －1.27（－2.50 から －0.04）	15	2,052	適度
拡張期血圧（mmHg）	MD －1.34（－2.96 から 0.27）	13	2,052	高い

表2 全粒穀物、野菜、くだもの、豆類の摂取量と脳心血管疾患のリスク（文献1、2を参考に作成）

結果	プール推定値（95% CI）	研究数	参加者数	統計的確実性
全死亡率				
全粒穀物	RR 0.81（0.72 から 0.90）	9	717,331	低い
野菜、くだもの	RR 0.82（0.79 から 0.86）	22	1,035,556	低い
CVD による死亡率				
全粒穀物	RR 0.77（0.69 から 0.86）	6	520,590	低い
CVD				
全粒穀物	RR 0.89（0.81 から 0.98）	3	68,488	適度
野菜、くだもの	RR 0.84（0.79 から 0.90）	16	963,240	低い
豆類	RR 0.90（0.84 から 0.97）	5	129,692	低い
脳卒中による死亡率				
全粒穀物	RR 0.74（0.58 から 0.94）	2	147,321	低い
脳卒中				
全粒穀物	RR 0.86（0.61 から 1.21）	3	364,204	非常に低い
野菜、くだもの	RR 0.79（0.71 から 0.88）	8	226,910	適度
豆類	RR 1.01（0.89 から 1.14）	6	226,241	低い
2型糖尿病				
全粒穀物	RR 0.67（0.58 から 0.78）	8	363,546	低い
豆類	RR 0.79（0.71 から 0.87）	2	100,179	非常に低い

スクの関連を検討したところ、全粒穀物が虚血性心疾患、脳卒中による死亡リスク、虚血性心疾患の発症リスクを低下させ、野菜、くだものは虚血性心疾患、脳卒中の発症リスクを低下させました。豆類は虚血性心疾患の発症リスクを低下させました（表2）[1,2]。

3 食物繊維が脳心血管疾患のリスクを低下させるメカニズム（図）

　食物繊維は肥満を防止する作用があります（第3章7［127ページ］参照）。また、収縮期血圧を低下させる作用（第3章2［102ページ］参照）やLDLコレステロールを低下させる作用（第1章6［32ページ］参照）、空腹時血糖値を低下させ2型糖尿病の発症を防止する作用（第3章1［90ページ］参照）があります。韓国で行われた研究では、食物繊維の摂取は男性のメタボリックシンドロームの発症リスクを低下させました[3]。

　また、食物繊維を含む野菜やくだものには、ビタミンやミネラルも豊富に含まれています[4]。これらの抗酸化作用も、血管内皮細胞のダメージを防ぎ、動脈硬化の進行を抑制すると考えられます。

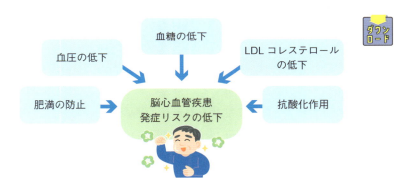

図　食物繊維が脳心血管疾患のリスクを低下させるメカニズム

　こうしたさまざまな作用が複合的にはたらくことで、食物繊維が脳心血管疾患のリスクを低下させるのではないかと考えられます。

引用・参考文献

1) WHO. Carbohydrate intake for adults and children. WHO guideline. 2023.（https://iris.who.int/bitstream/handle/10665/370420/9789240073593-eng.pdf）.
2) Reynolds, A. et al. Carbohydrate quality and human health : a series of systematic reviews and meta-analyses. Lancet. 393（10170）, 2019, 434-45. Erratum in : Lancet. 393（10170）, 2019, 406.
3) Song, S. et al. Dietary Fiber and Its Source Are Associated with Cardiovascular Risk Factors in Korean Adults. Nutrients. 13（1）, 2021, 160.
4) Fardet, A. New hypotheses for the health-protective mechanisms of whole-grain cereals : what is beyond fibre? Nutr. Res. Rev. 23（1）, 2010, 65-134.

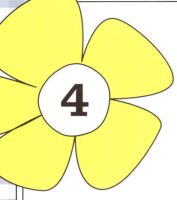

4 心不全と食物繊維・腸内環境

 1 増加する心不全

　日本では、令和5年に23万人以上が心疾患により死亡しています。心疾患は日本人の死因の第2位（第1位は悪性新生物）で、全体の14.7％でした[1]。心疾患による死亡のうち、約4割が心不全、約3割が急性心筋梗塞などの虚血性心疾患です。

　心不全の治療は年々進歩していますが、それでも、心不全患者の死亡率は発症後3～5年で40～50％と考えられており、きわめて予後が不良です。また、心不全患者の在院死亡率は約8～9％という報告もあります[2]。心不全で入院した人の10～11人に1人は、回復することなく死亡するということです。

　超高齢社会の進行に伴い、心不全の患者数は増加しているといわれています。とくに、心不全の約半数を占める、左心室駆出率（LVEF）が50％以上の「LVEFの保たれた心不全（HFpEF）」の増加が報告されています[3～5]。かつては、心臓が血液を送り出す機能（駆出率）が低下するために心不全を発症すると考えられていましたが、近年、駆出率が低下していないにもかかわらず、心不全症状を呈する症例が少なくないことがわかり、心不全は「LVEFの保たれた心不全（HFpEF）」と「LVEFの低下した心不全（HFrEF）」に分類されました。HFpEFでは、心エコーを行うと、左心室の動きは維持されており、心筋の収縮により血液を送り出す機能は問題ないにもかかわらず、浮腫や呼吸困難などの心不全の症状が出現します。そのおもな原因は、心筋が硬くなり心室が十分拡張しないこと（拡張不全）だと考えられています。HFpEF患者の42％が低栄養で、低栄養は入院、死亡の独立したリスク因子であるという研究結果も報告されています[6]。

 心不全、とくに、HFpEFの患者の多くが低栄養であるといわれています

112

2 心不全と食物繊維

　心不全患者の多くに低栄養が認められるということから、心不全患者では、長期にわたり食事摂取量が減少し、食物繊維の摂取量も不足している可能性が高いと考えられます。

　食物繊維と心不全の発症リスクについての研究はまだ多くはありませんが、複数のコホート研究があり、メタ解析[7]も行われています。全粒穀物（全粒粉）の摂取量が多い群は、低い群に比較し心不全の発症リスクが有意に低いと報告されています（リスク比0.91、95％信頼区間0.85～0.97）。全粒穀物の摂取量が30g増加するごとに、心不全の発症リスクがさらに低下しました（リスク比0.96、95％信頼区間0.95～0.97）。精製穀物（精製粉）ではこうした効果は認められませんでした。

　また、野菜の摂取量が100g増加するごとに、心不全の発症リスクが低下しました（リスク比0.96、95％信頼区間0.94～0.98）。くだものではこうした効果は認められませんでした。

　米国の国民健康・栄養調査（National Health and Nutrition Examination Survey；NHANES）の結果[8]でも、食物繊維全体（オッズ比0.49、95％信頼区間0.28～0.87）、穀物（オッズ比0.59、95％信頼区間0.36～0.96）の摂取が心不全の発症リスクを低下させることが報告されています。

　心不全の発症を防ぐためには、全粒穀物と野菜の摂取が有用であると考えられます。全粒穀物や野菜は、血圧の上昇を抑制し（第3章2［102ページ］参照）、狭心症や心筋梗塞といった心血管疾患の発症を抑制します（第3章3［109ページ］参照）。こうした点も、心不全の発症リスクを低下させた要因ではないかと考えられます。

心不全の発症予防には、全粒穀物と野菜を摂取するとよいと考えられます

3 食物繊維の摂取は、心不全患者の身体機能を改善する？

　症例数は少ないものの、食物繊維の摂取が心不全患者の身体機能を改善するのではないかという研究結果が報告されています[9]。米国で行われた多施設ランダム化比較研究（GOURMET-HF）では、食物繊維全体（p＝0.015）、または不溶性食物繊維（p＝0.018）の摂取が身体機能を改善することが示唆されました。水溶性食物繊維の摂取では、身体機

能の有意な改善は認められませんでした。

　食物繊維の摂取が、心不全の発症リスクを低下させ、心不全患者の身体機能を改善するメカニズムはまだあきらかにされていません。今後の研究が期待されます。

引用・参考文献

1) 厚生労働省．令和5年（2023）人口動態統計月報年計（概数）の概況．(https://www.mhlw.go.jp/toukei/saikin/hw/jinkou/geppo/nengai23/dl/gaikyouR5.pdf)．
2) 日本循環器学会．2023年循環器疾患診療実態調査報告書．(https://www.j-circ.or.jp/jittai_chosa/media/jittai_chosa2022web_4revise20241021.pdf)．
3) 日本循環器学会ほか．急性・慢性心不全診療ガイドライン（2017年改訂版）．(https://www.j-circ.or.jp/cms/wp-content/uploads/2017/06/JCS2017_tsutsui_h.pdf)．
4) 日本循環器学会ほか．2021年JCS/JHFSガイドライン フォーカスアップデート版急性・慢性心不全診療．(https://www.j-circ.or.jp/cms/wp-content/uploads/2021/03/JCS2021_Tsutsui.pdf)．
5) Ushigome, R. et al. ; CHART-2 Investigators. Temporal trends in clinical characteristics, management and prognosis of patients with symptomatic heart failure in Japan : report from the CHART Studies. Circ. J. 79 (11), 2015, 2396-407.
6) Zainul, O. et al. Malnutrition in heart failure with preserved ejection fraction. J. Am. Geriatr. Soc. 71 (11), 2023, 3367-75.
7) Bechthold, A. et al. Food groups and risk of coronary heart disease, stroke and heart failure : A systematic review and dose-response meta-analysis of prospective studies. Crit. Rev. Food Sci. Nutr. 59 (7), 2019, 1071-90.
8) Zhang, H. et al. Association Between Dietary Fiber Intake and Heart Failure Among Adults : National Health and Nutrition Examination Survey 2009-2018. Front. Cardiovasc. Med. 9, 2022, 893436.
9) Billingsley, HE. et al. Dietary Fiber Is Associated With Greater Quality Of Life In Patients With Recently Decompensated Heart Failure With Reduced Ejection Fraction : A Post-hoc Analysis Of The Gourmet-HF Randomized Study. J. Cardiac Failure. 29 (4), 2023, 560-1.

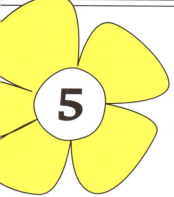

5 大腸がん予防と食物繊維・腸内環境

 増えている大腸がんと食物繊維

　日本では、近年、大腸がんが増加傾向にあります。大腸がんは、死亡率（2022年）では男性で第2位、女性で第1位、がん罹患率（2020年）では男女とも第2位です[1, 2]。

　今から30年以上も前の1990年、ほかの部位のがんに先駆けて、食物繊維、野菜の摂取が大腸がん発症リスクを低下させるという研究結果が報告されました[3]。この当時、ワタクシは筑波大学でがん遺伝子、がん抑制遺伝子の研究をさせていただいておりました。当時は、「がんは遺伝子の異常によって発生する疾患である」という考え方が主流[4]でした。がん遺伝子の一つである*KRAS*遺伝子の突然変異や、がん抑制遺伝子の*APC*、*p53*との突然変異が次々と報告されていました。そのような情勢のなかで、食物繊維、野菜の摂取ががんの発症リスクと関連するという研究結果は、若干衝撃的だった記憶があります。

　その後、食物繊維の摂取が大腸がん発症のリスクを低下させるのではないかという研究が多数報告されました[5, 6]。食物繊維は便の量を増加させるので、消化管通過時間を短縮させ、大腸内に便が長時間滞留するのを防ぎます。当初、この作用が大腸がん発症リスクを低下させるおもな作用と考えられていました。また、便の量が増加することで、便に含まれる化学物質の濃度が希釈されます。発がん性のある物質が含まれていても、その作用が軽減されると考えられます。食物繊維が分解されて産生される短鎖脂肪酸（SCFA）に大腸粘膜保護作用があることも、化学物質や細菌の毒素などによる粘膜上皮細胞の障害を抑制し、発症リスク低下に関与しているのかもしれません。野菜やくだものを多く摂取することで、そのなかに含まれるビタミンCやカロテノイド、葉酸、フラボノイドなどの抗酸化作用のある物質を一緒に摂取できます。こうしたことも、大腸がん発症のリスクを低下させる可能性があります（図）[7〜9]。

 どんな食物繊維が大腸がん発症を防ぐの？

　これまで、食物繊維全般のほか、野菜、くだもの、穀類、全粒穀物、豆類など、さまざまな種類の食物繊維で大腸がん発症リスク抑制効果が検討されました。

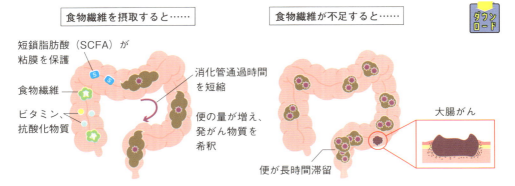

図 食物繊維による大腸がん発症リスク低下のメカニズム（文献7～9を参考に作成）

　これらのなかでは、穀物、とくに全粒穀物が大腸がん発症リスクを低下させる可能性が大きいようです[5]。食パンではなく、胚芽パンなどを食べるほうがよいということかもしれません。穀物は主食として食べられることが多いので、その影響が大きいのかもしれません。水溶性食物繊維、不溶性食物繊維を比較した研究では、どちらも大腸がん発症のリスクを低下させることが示され、両者の差はほとんど認められませんでした[10]。

3 日本人でのエビデンスは？

　日本人でも、食物繊維の摂取が大腸がんの発症リスクを低下させるのでしょうか？ アジア人だけのデータを集めた研究結果があります[11]。この研究でも、食物繊維の摂取が大腸がん発症のリスクを低下させることが証明されました。しかし、なぜか日本人の研究では、食物繊維の摂取で大腸がん発症のリスクが低下するエビデンスは証明されていないようです。日本の保健所を中心に行われたJPHC研究（Japan Public Health Center-based prospective study）では、86,412人を10年間にわたって観察し、解析しましたが、食物繊維の摂取が大腸がん発症のリスクを有意に低下させるという結果は得られませんでした[12]。JACC研究（Japan collaborative cohort study）では、43,115人を平均7.6年間にわたって観察しましたが、やはり、食物繊維の摂取が大腸がん発症のリスクを有意に低下させるという結果は得られませんでした[13]。海外で行われた症例対照研究と、JPHC研究やJACC研究のようなコホート研究で、研究方法の違いにより異なった結果が導き出された可能性はあるかもしれません。今後、研究がすすむことが期待されます。

　日本では、大腸がんの死亡数は1965年ごろから急激に増加しました。また、日本人の食物繊維摂取量は1950年ごろから減少しました（第2章2［56ページ］参照）。食物繊維摂取量の低下が、15～20年の時差で結腸がん発症の増加につながったのではないかとする研究もありました[14]。

日本人では、食物繊維の摂取が大腸がん発症のリスクを低下させるというエビデンスはない……。でも、摂取しなくてもよいということではありませんよね

　日本人では、食物繊維の摂取で大腸がん発症のリスクが低下するエビデンスは証明されていないと書きましたが、日本で食物繊維と大腸がん発症リスクの研究が行われていなかったわけではありません。調べてみると、1985年、青森県内4地域（青森市、弘前市、八戸市、七戸町）における国民栄養調査の結果を用いて、食物繊維摂取量と大腸がんの発生母地になる大腸ポリープの罹患率の研究が行われました。この研究では、大腸ポリープの症例は、ヘミセルロース、セルロースを中心とした食物繊維摂取量が対照群に比較し有意に少なかったと報告されました[15]。青森県は「食物繊維と大腸がん研究の発祥の地」かもしれません。

青森県は、食物繊維と大腸がん研究の発祥の地？

4　大腸がんは腸内フローラの異常による疾患？

　以前は、大腸がんは「遺伝子の異常によって発生する疾患」と考えられていたと書きました。もちろん、大腸がんの細胞を調べると、さまざまな遺伝子の異常が確認されることは変わりありませんが、そうした遺伝子の異常をひき起こしているのが食物繊維の不足かもしれないことがわかってきて、「食物繊維の摂取により発症を防ぐことができる疾患」の一つとも考えられるのではないかと思います。

　ところが近年、大腸がんの発症に関連する細菌がいくつか同定されました。大腸がんは、「腸内フローラの異常による疾患」かもしれないのです。

　粘膜の内部に発生したごく初期のがん（ステージ0）では、アトポビウム・パルブルム（*Atopobium parvulum*）やアクチノマイセス・オドントリティカス（*Actinomyces odontolyticus*）という細菌、進行した大腸がんでは、歯周病菌と考えられていたフソバクテリウム・ヌクレアタム（*Fusobacterium nucleatum*）や、ペプトストレプトコッカス・ストマティス（*Peptostreptococcus stomatis*）といった細菌が増殖していることがわかりました[16]。また、ポルフィロモナス属（*Porphyromonas*）などの細菌が、酪酸を産生し、細胞の老化、発がんをひき起こす可能性が示唆されています[17]。酪酸は、大腸粘膜には有

用な物質のはずですが、ある種の細菌がつくりだす特殊な環境では、発がんなど有害な事象をひき起こす場合があるようです。

　日本で大腸がんの死亡数が急激に増加したのは1965年以降です。1950～1960年代に比べて、現在、口腔衛生はずっと浸透・普及しているように思います。それにもかかわらず、歯周病菌などの関与で大腸がんが増加しているとすると、細菌の増殖や食物繊維の摂取不足だけでは説明しきれない複雑なメカニズムが潜んでいるのかもしれません。

　大腸がんの原因となる生活習慣には、高たんぱく質高脂質食、飲酒、喫煙、運動不足などさまざまなものが知られています。こうした生活習慣にも注意しながら、食物繊維が不足しないよう心がけていくことが大切です。

引用・参考文献

1) 厚生労働省. 令和5年（2023）人口動態統計（確定数）の概況.（https://www.mhlw.go.jp/toukei/saikin/hw/jinkou/kakutei23/index.html）.
2) 厚生労働省. 令和2年全国がん登録罹患数・率報告.（https://www.mhlw.go.jp/content/10900000/001231386.pdf）.
3) Trock, B. et al. Dietary fiber, vegetables, and colon cancer : critical review and meta-analyses of the epidemiologic evidence. J. Natl. Cancer Inst. 82（8）, 1990, 650-61.
4) Weinberg, RA. Oncogenes, antioncogenes, and the molecular bases of multistep carcinogenesis. Cancer Res. 49（14）, 1989, 3713-21.
5) Aune, D. et al. Dietary fibre, whole grains, and risk of colorectal cancer : systematic review and dose-response meta-analysis of prospective studies. BMJ. 343, 2011, d6617.
6) Gianfredi, V. et al. Is dietary fibre truly protective against colon cancer? A systematic review and meta-analysis. Int. J. Food Sci. Nutr. 69（8）, 2018, 904-15.
7) Gaesser, GA. Whole Grains, Refined Grains, and Cancer Risk : A Systematic Review of Meta-Analyses of Observational Studies. Nutrients. 12（12）, 2020, 3756.
8) de Vries, J. et al. Effects of cereal fiber on bowel function : A systematic review of intervention trials. World J. Gastroenterol. 21（29）, 2015, 8952-63.
9) Slavin, JL. Mechanisms for the impact of whole grain foods on cancer risk. J. Am. Coll. Nutr. 19（3 Suppl）, 2000, 300S-307S.
10) Arayici, ME. et al. Soluble and Insoluble Dietary Fiber Consumption and Colorectal Cancer Risk : A Systematic Review and Meta-Analysis. Nutr. Cancer. 74（7）, 2022, 2412-25.
11) Masrul, M. et al. Dietary Fibre Protective against Colorectal Cancer Patients in Asia : A Meta-Analysis. Open Access Maced. J. Med. Sci. 7（10）, 2019, 1723-7.
12) Otani, T. et al.; Japan Public Health Center-Based Prospective Study Group. Dietary fiber intake and subsequent risk of colorectal cancer : the Japan Public Health Center-based prospective study. Int. J. Cancer. 119（6）, 2006, 1475-80.
13) Wakai, K. et al.; JACC Study Group. Dietary fiber and risk of colorectal cancer in the Japan collaborative cohort study. Cancer Epidemiol. Biomarkers Prev. 16（4）, 2007, 668-75.
14) Tsuji, K. et al. Time-lag effect of dietary fiber and fat intake ratio on Japanese colon cancer mortality. Biomed. Environ. Sci. 9（2-3）, 1996, 223-8.
15) 太田昌徳ほか. 大腸疾患患者における食物繊維摂取量の検討. 日本消化器病学会雑誌. 82（1）, 1985, 51-7.
16) Yachida, S. et al. Metagenomic and metabolomic analyses reveal distinct stage-specific phenotypes of the gut microbiota in colorectal cancer. Nat. Med. 25（6）, 2019, 968-76.
17) Okumura, S. et al. Gut bacteria identified in colorectal cancer patients promote tumourigenesis via butyrate secretion. Nat. Commun. 12（1）, 2021, 5674.

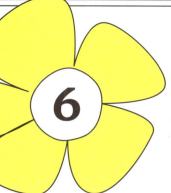

さまざまながんの予防と食物繊維・腸内環境

1 発生部位で違う！ がんと食物繊維の関係

　食物繊維のさまざまな疾患への効果が報告されるなかで、さまざまな部位で発生するがんと食物繊維の関連についても次々と研究結果が発表されています[1,2]。前項（115 ページ）で、大腸がんと食物繊維について書きましたが、ここでは、大腸がん以外のさまざまながんと食物繊維について解説します。

　みなさんがご存じのように、日本人の死因の 1 位はがんです。日本人の死因の 24.3％を占め、4 人に 1 人はがんで亡くなっています[3]。がん予防は国民全員の課題といえるでしょう。死亡数の多い順は、男性は、肺、大腸、胃、膵臓、肝臓、女性は、大腸、肺、膵臓、乳房、胃のがんでした。

　がんの治療は日進月歩です。しかし、治療により根治できるがんもあれば、いまだ予後不良で、治療を行っても根治することがむずかしいがんもあります。厚生労働省の『令和 2 年全国がん登録罹患数・率報告』[4]によると、2020 年 1 ～ 12 月に新たにがんと診断された人は 94 万 5,055 人（男性 53 万 4,814 人、女性 41 万 238 人）でした。日本人の100 人に 1 人は、毎年新たながんがみつかっている状況です。部位別では、男性は、前立腺、大腸、肺、胃の順、女性は、乳房、大腸、肺、胃、子宮の順でした（図1）[4]。

　死亡数と罹患数を比較してみると、膵臓がんは、診断された人の数はほかのがんよりも少ないものの、死亡する人の数が多く、予後が不良だといえます。乳がんや前立腺がんは、死亡する人の数はほかのがんより少ないものの、新たに診断される人の数は多く、治療を継続する人が多いことがわかります。また、近年、肺がんと診断される人、大腸がん、肺がんで死亡する人の数が増加傾向です。

　このように、がんと一口にいっても、どの組織から発生したかによって、発生のメカニズムも異なりますし、悪性度や予後も異なります。食物繊維との関係も大きく異なります。

2 胃がんと食物繊維

　胃がんは、以前は日本の国民病といわれていました。多くの人が胃がんを発症し、命を落としていたのです。その後、内視鏡の発達や、麻酔や手術の技術の向上により、胃がん

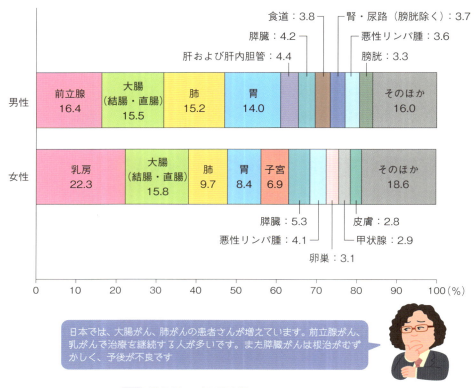

図1 部位別のがん罹患数（文献4より引用・改変）

による死亡を激減させることができました。昭和期のゴッドハンド、中山恒明先生も、連日、胃がん患者の手術を目にも止まらぬ速さで行っていたそうです。

なぜ日本人に胃がんが多かったのか？ かつて、日本人がよく食べている焼き魚の焦げ目が原因ではないかといわれたことがありました。国立がんセンターの名誉総長だった杉村隆先生（ワタクシの師匠の、さらにまた師匠です）は、ラットにN-メチル-N'-ニトロソ-N-ニトロソグアニジンという発がん物質を投与することによって、胃がんに似たがんを発症すると報告しました[5]。しかし、その後、ヘリコバクター・ピロリ（Helicobacter pylori、ピロリ菌）の感染による慢性炎症がリスクとなることがわかり、現在では除菌療法が行われるようになりました。そのほか、喫煙、飲酒、食塩の過剰摂取なども発症のリスクとなることが報告されています[6]。

近年、海外のデータによるメタ解析で、食物繊維の摂取が胃がん発症のリスクを低下させると報告されています[7〜10]。大腸がんの場合と同様、全粒穀物が胃がん発症のリスクを低下させる可能性が大きいようです[8〜10]。ところが胃がんでは、精製穀物が、逆に発症のリスクを増加させる可能性があるという結果も報告されました。

食物繊維が胃がんの発症リスクを低下させるメカニズムはまだ解明されていません。食

物繊維を含む食品に一緒に含まれる抗酸化物質の作用、あるいは食物繊維を摂取することによって肥満が防止されるためといった推察が行われていますが、決定的な証拠はありません。また、精製穀物が発症のリスクを増加させる理由についても解明されていません。食物繊維、野菜、くだものの摂取が多い人は、ピロリ菌の感染リスクが低いという小規模な研究があります。今後、より大規模な検証が必要です[11、12]。

　日本人では、食物繊維による胃がん発症リスクの低下は証明されているのでしょうか？ JPHC研究（Japan Public Health Center-based prospective study）では、91,946人を15年間にわたって観察しましたが、食物繊維が胃がん発症のリスクを低下させるという結果は得られませんでした[13]。食物繊維が日本人の胃がん発症のリスクを低下させるのかについては、まだ結論は出ていないようです。海外と日本では、食生活、とくに脂質や魚の摂取量などが異なり、調理方法も異なります。もしかすると、ピロリ菌の感染率や感染による影響も異なるかもしれません。今後、日本での研究がすすむことが期待されます。

3　食道がんと食物繊維

　食道がんには、扁平上皮がん、腺がんがあります。日本人の食道がんのおよそ9割は扁平上皮がんです。食物繊維の摂取量と食道がん発症のリスクについてのメタ解析はすべて海外のデータで、腺がんについての解析を行っているものがほとんどです。食物繊維は、食道の腺がんの発症リスクを低下させると報告されていますが、日本人に多い扁平上皮がん発症のリスク低下に関しては、有意差が認められませんでした（オッズ比0.61、95%信頼区間0.31～1.20）[14]。日本人で、食物繊維が食道がん発症のリスクを低下させるというエビデンスはないようです。

　食道がんの発症には、生活習慣が大きく影響します。喫煙、飲酒、焼いた肉の摂取量が多いなどです。食物繊維を多く摂取する生活が、おのずと生活習慣の改善につながる可能性もあります。

4　膵臓がんと食物繊維

　膵臓がんは近年増加傾向で、がんによる死因のなかで、男性では4位、女性では3位です[3]。海外では、食物繊維の摂取が膵臓がん発症のリスクを低下させるというメタ解析結果がいくつか報告されています[15～17]。食物繊維の摂取量が多ければ多いほど、発症リスクが低下する（摂取量依存性）という報告もあります[16]。また、水溶性食物繊維、不溶性食物繊維を比較した研究では、どちらも膵臓がん発症のリスクを低下させることが示され、両者の差はほとんど認められませんでした[17]。これらのメタ解析にも日本人のデータは含まれていないため、日本人で、食物繊維が膵臓がん発症のリスクを低下させるという

エビデンスはないようです。

膵臓がんの発症には、腸内フローラの異常（dysbiosis）が関与しているのではないかと考える研究者がいます[18]。食物繊維の摂取が膵臓がん発症の抑制につながるのか、今後の研究が期待されます。

5 乳がんと食物繊維

女性のがんのなかで、乳がんは罹患数で1位、がんによる死因では4位です。乳がんは経過の長いがんで、手術の後、化学療法などの治療を長期にわたって継続することがあります。骨転移のため、骨折、疼痛などを来すこともあります。乳がんでは多数のメタ解析が行われ、食物繊維の摂取が発症リスクを低下させることが報告されています[19〜23]。また、食物繊維の摂取量が多ければ多いほど発症リスクが低下するという、摂取量依存性について報告した研究もいくつかあります[19, 20, 23]。食物繊維の摂取が乳がん発症のリスクを低下させることに関しては、強いエビデンスがあるといってよいでしょう。

消化管のように食物繊維が直接接触する臓器とは異なり、一見まったく関連のなさそうな乳がんで、なぜ食物繊維の摂取が影響をおよぼすのでしょうか？とても不思議です。野菜、くだものに含まれる抗酸化物質などががんの発症を抑制しているのではないかという見解もありますし、全身性の炎症が抑制されるためではないかという見解もあるようです。また、食物繊維の摂取による腸内フローラの変化や、血中エストロゲン濃度の低下が発症リスクの低下と関連する可能性があるといった見解もあるようです[24]。しかし、食物繊維の摂取がどのようにして発症リスクを低下させるのかについては、くわしく解明されていないようです。

海外での乳がんにおけるエビデンスに対して、日本では、食物繊維が乳がんの発症リスクを低下させるという決定的なエビデンスは確立されていないようです[25, 26]。JPHC研究では、食物繊維高摂取量群をさらに3群のサブグループに分類すると統計的な有意差が認められ、多量の食物繊維の摂取することで、乳がんの発症リスクが低下する可能性が示唆されました。しかしその反面、とても不可思議な結果も認められました。水溶性食物繊維の摂取量が多ければ多いほど、ホルモン受容体陰性乳がんの発症リスクが増加（5.45倍）しました[26]。その原因はいまだ解明されていません。今後の検証が必要です。

6 肺がんと食物繊維

肺がんも近年増加傾向で、がんによる死因のなかで、男性では1位、女性では2位、罹患数では、男性、女性とも3位です[3, 4]。

肺がんに関しては、メタ解析が1件と少ないですが、食物繊維の摂取、ヨーグルトの摂

取が発症リスクを低下させると報告されました[27]。食物繊維の摂取量が多く、ヨーグルトの摂取量が多い群は、さらに30％リスクが低下しました（摂取量依存性）。肺も消化管とは直接関連のない部位ですが、腸内環境の維持が発症リスクの低下につながる可能性があります。日本では、JPHC研究で、食物繊維、とくに野菜からの食物繊維の摂取が肺がんの発症リスクを低下させることが報告されました[28]。

7 子宮がんと食物繊維

子宮がんには、子宮体部にできるがん（子宮内膜がん）と、子宮頸部にできるがん（子宮頸がん）があります。子宮頸がんは、ヒトパピローマウイルス（HPV）の感染が発症に関与していることが知られており、ワクチンも開発されています。

子宮体がんでは、食物繊維の摂取が発症のリスクを低下させる可能性が示唆されました[29,30]。日本人でのデータはないようですが、1997年、日系人を含むハワイの住民での症例対照研究で、大豆の摂取量が多い群は、子宮体がん発症のリスクが低いことが報告されました[31]。なぜ食物繊維の摂取が子宮体がん発症のリスクを低下させるかについては、まだよくわかっていないようです。食物繊維によるエストロゲン活性の抑制、短鎖脂肪酸の産生、腸内フローラの改善、生活習慣の改善などが候補としてあげられています[29]。

子宮頸がんに関しては、データが少なく、メタ解析の文献はないようです。米国やイランで行われた症例対照研究で、食物繊維、野菜、くだものの摂取と発症のリスクの関連が報告されています[32,33]。ブラジルで行われた症例対照研究では、野菜、くだものの摂取が少なく、喫煙する女性では、初期の子宮頸部上皮内がん（CIN）発症のリスクが高いという結果が報告されました[34]。

8 卵巣がんと食物繊維

卵巣がんは、死亡数、罹患数とも上位5位には入っていませんが、予後が不良のがんの一つとされています。症状のないまま進行するため「サイレント・キラー」とも呼ばれています。診断後、手術のほか、長期にわたり化学療法などを行います。

海外では、3つのメタ解析[35〜37]すべてで、食物繊維の摂取が発症リスクを低下させると報告され、エビデンスが確立されつつあると考えられます。しかし、日本人のデータは少なく、今後、研究がすすめられることが期待されます。

9 前立腺がんと食物繊維

前立腺がんは緩徐に進行するがんで、死亡数は多くありませんが、男性での罹患率では

123

1位です[4]。手術、放射線療法のほか、長期にわたりホルモン療法を継続することもあります。進行すると骨転移が認められることがあり、骨折、疼痛などを来すこともあります。

前立腺がんでも、穀物由来の食物繊維の摂取が、がん進行のリスク、死亡のリスクを低下させることが示唆されましたが[38]、異なる結果を報告する研究もあり（不均一性）、コンセンサスには至っていなようです。今後もデータの集積が必要です。

10 食物繊維によるがん予防、やるかやらないかは、あなた次第？

以上のように、食物繊維の摂取は、さまざまながんの発症のリスクを低下させる可能性があります（図2）[39]。なぜそれぞれのがんの発症のリスクを低下させるのかについては、まだわからないことが多いようです。また、日本人での報告が少ないため、日本人でも海外と同様にがんの発症のリスクが低下するのかも不明な点が少なくありません[39]。

しかしこれは、エビデンスがないことを理由に食物繊維の摂取が必要ないということでは決してありません。世界がん研究基金（World Cancer Research Fund）、米国がん研究協会（American Institute for Cancer Research）では、がん予防のため「成人は、食事から少なくとも1日30g」の食物繊維を摂取することを推奨しています。世界保健機関（WHO）の推奨する1日25g以上よりもさらに多い量です。食物繊維の摂取を心がけ、よりよい生活習慣を手に入れることで、がんを防ぐ可能性があるととらえ、健康的な生活を先取りするという考え方が必要なのではないでしょうか。

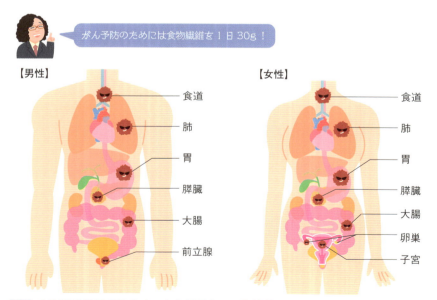

図2 食物繊維摂取が発症リスクを低下させる可能性のあるがん（文献39を参考に作成）

11 がんと腸内フローラ

　前項（115ページ）で、がんの発生・進行に、ある種の細菌が関与している可能性があることを紹介しました。胃がんの発症に関与するピロリ菌も、大きな意味では、似たような影響をおよぼす菌の一つと考えていいかもしれません。

　そのほかのがんでも、腸内フローラの異常（dysbiosis）が発症に関与する可能性が指摘されています。また、腸内フローラをととのえることで、がん治療の効果を上げる試みも行われています。とくに、免疫の機能が重要な「免疫チェックポイント阻害薬」による治療を行う症例で、食物繊維やプロバイオティクスが効果を改善するかという研究も行われています[41,42]。

　近年、がんの内部の細菌叢（腫瘍内フローラ）の研究も行われています[43]。がんと腸内フローラの関係について、さらに新たな知見が見いだされるかもしれません。

引用・参考文献

1) Reynolds, A. et al. Carbohydrate quality and human health : a series of systematic reviews and meta-analyses. Lancet. 393（10170）, 2019, 434-45. Erratum in : Lancet. 393（10170）, 2019, 406.
2) WHO. Carbohydrate intake for adults and children. WHO guideline.（https://iris.who.int/bitstream/handle/10665/370420/9789240073593-eng.pdf）.
3) 厚生労働省. 令和5年（2023）人口動態統計（確定数）の概況.（https://www.mhlw.go.jp/toukei/saikin/hw/jinkou/kakutei23/index.html）.
4) 厚生労働省. 令和2年全国がん登録罹患数・率報告.（https://www.mhlw.go.jp/content/10900000/001231386.pdf）.
5) Sugimura, T. et al. Tumor production in the glandular stomach and alimentary tract of the rat by N-methyl-N'-nitro-N-nitrosoguanidine. Cancer Res. 30（2）, 1970, 455-65.
6) Poorolajal, J. et al. Risk factors for stomach cancer : a systematic review and meta-analysis. Epidemiol. Health. 42, 2020, e2020004.
7) Collatuzzo, G. et al. The association between dietary fiber intake and gastric cancer : a pooled analysis of 11 case-control studies. Eur. J. Nutr. 63（5）, 2024, 1857-65.
8) Xu, Y. et al. Association of whole grain, refined grain, and cereal consumption with gastric cancer risk : A meta-analysis of observational studies. Food Sci. Nutr. 7（1）, 2018, 256-65.
9) Wang, T. et al. Grain consumption and risk of gastric cancer : a meta-analysis. Int. J. Food Sci. Nutr. 71（2）, 2020, 164-75.
10) Zhang, XF. et al. Association of whole grains intake and the risk of digestive tract cancer : a systematic review and meta-analysis. Nutr. J. 19（1）, 2020, 52.
11) Shu, L. et al. Dietary patterns and Helicobacter pylori infection in a group of Chinese adults ages between 45 and 59 years old : An observational study. Medicine（Baltimore）. 98（2）, 2019, e14113.
12) Kasum, VU. et al. Association between dietary pattern and Helicobacter pylori infection at Queen Elizabeth Hospital, Kota Kinabalu : A case-control study. Asian J. Surg. 47（9）, 2024, 3852-7.
13) Katagiri, R. et al.; Japan Public Health Center-based Prospective Study Group. Dietary fiber intake and risk of gastric cancer : The Japan Public Health Center-based prospective study. Int. J. Cancer. 148（11）, 2021, 2664-73.
14) Sun, L. et al. Dietary fiber intake reduces risk for Barrett's esophagus and esophageal cancer. Crit. Rev. Food Sci. Nutr. 57（13）, 2017, 2749-57.
15) Lei, Q. et al. Whole Grain Intake Reduces Pancreatic Cancer Risk : A Meta-Analysis of Observational Studies. Medicine（Baltimore）. 95（9）, 2016, e2747.
16) Mao, QQ. et al. Dietary fiber intake is inversely associated with risk of pancreatic cancer : a meta-analysis. Asia Pac. J. Clin. Nutr. 26（1）, 2017, 89-96.
17) Nucci, D. et al. Dietary Fiber Intake and Risk of Pancreatic Cancer : Systematic Review and Meta-Analysis of Observational Studies. Int. J. Environ. Res. Public Health. 18（21）, 2021, 11556.

18) Sobocki, BK. et al. Pancreatic Cancer and Gut Microbiome-Related Aspects : A Comprehensive Review and Dietary Recommendations. Nutrients. 13（12）, 2021, 4425.
19) Aune, D. et al. Dietary fiber and breast cancer risk : a systematic review and meta-analysis of prospective studies. Ann. Oncol. 23（6）, 2012, 1394-402.
20) Chen, S. et al. Dietary fibre intake and risk of breast cancer : A systematic review and meta-analysis of epidemiological studies. Oncotarget. 7（49）, 2016, 80980-9.
21) Farvid, MS. et al. Fiber consumption and breast cancer incidence : A systematic review and meta-analysis of prospective studies. Cancer. 126（13）, 2020, 3061-75.
22) Farvid, MS. et al. Fruit and vegetable consumption and incident breast cancer : a systematic review and meta-analysis of prospective studies. Br. J. Cancer. 125（2）, 2021, 284-98.
23) Xu, K. et al. A Dose-Response Meta-Analysis of Dietary Fiber Intake and Breast Cancer Risk. Asia Pac. J. Public Health. 34（4）, 2022, 331-7.
24) Zengul, AG. et al. Associations between Dietary Fiber, the Fecal Microbiota and Estrogen Metabolism in Postmenopausal Women with Breast Cancer. Nutr. Cancer. 73（7）, 2021, 1108-17.
25) Suzuki, R. et al.; Japan Public Health Center-based Prospective Study Group. Fruit and vegetable intake and breast cancer risk defined by estrogen and progesterone receptor status : the Japan Public Health Center-based Prospective Study. Cancer Causes Control. 24（12）, 2013, 2117-28.
26) Narita, S. et al.; JPHC Study Group. Dietary fiber intake and risk of breast cancer defined by estrogen and progesterone receptor status : the Japan Public Health Center-based Prospective Study. Cancer Causes Control. 28（6）, 2017, 569-78.
27) Yang, JJ. et al. Association of Dietary Fiber and Yogurt Consumption With Lung Cancer Risk : A Pooled Analysis. JAMA. Oncol. 6（2）, 2020, e194107.
28) Cai, H. et al. Dietary fibre intake is associated with reduced risk of lung cancer : a Japan public health centre-based prospective study（JPHC）. Int. J. Epidemiol. 51（4）, 2022, 1142-52.
29) Chen, K. et al. Dietary Fiber Intake and Endometrial Cancer Risk : A Systematic Review and Meta-Analysis. Nutrients. 10（7）, 2018, 945.
30) Li, H. et al. Association between dietary fiber and endometrial cancer : a meta-analysis. Nutr. Cancer. 72（6）, 2020, 959-67.
31) Goodman, MT. et al. Association of soy and fiber consumption with the risk of endometrial cancer. Am. J. Epidemiol. 146（4）, 1997, 294-306.
32) Ghosh, C. et al. Dietary intakes of selected nutrients and food groups and risk of cervical cancer. Nutr. Cancer. 60（3）, 2008, 331-41.
33) Tomita, LY. et al.; BRINCA Study Team. Associations of dietary dark-green and deep-yellow vegetables and fruits with cervical intraepithelial neoplasia : modification by smoking. Br. J. Nutr. 105（6）, 2011, 928-37.
34) Hajiesmaeil, M. et al. Intake of food groups and cervical cancer in women at risk for cervical cancer : A nested case-control study. Caspian J. Intern. Med. 13（3）, 2022, 599-606.
35) Xu, Hui. et al. Dietary fiber intake is associated with a reduced risk of ovarian cancer : a dose-response meta-analysis. Nutr. Res. 57, 2018, 1-11.
36) Zheng, B. et al. Dietary fiber intake and reduced risk of ovarian cancer : a meta-analysis. Nutr. J. 17（1）, 2018, 99.
37) Huang, X, et al. Association between dietary fiber intake and risk of ovarian cancer : a meta-analysis of observational studies. J. Int. Med. Res. 46（10）, 2018, 3995-4005.
38) Sidahmed, E. et al. Dietary Fiber Intake and Risk of Advanced and Aggressive Forms of Prostate Cancer : A Pooled Analysis of 15 Prospective Cohort Studies. J. Acad. Nutr. Diet. S2212-2672（24）, 2024, 00163-1.
39) 吉田貞夫. 食物繊維とがん発症のリスク：ナラティブ・レビュー. 日本病態栄養学会誌. 投稿中.
40) Clinton, SK. et al. The World Cancer Research Fund/American Institute for Cancer Research Third Expert Report on Diet, Nutrition, Physical Activity, and Cancer : Impact and Future Directions. J. Nutr. 150（4）, 2020, 663-71.
41) Zhao, LY. et al. Role of the gut microbiota in anticancer therapy : from molecular mechanisms to clinical applications. Signal Transduct. Target. Ther. 8（1）, 2023, 201.
42) Khan, AA. et al. Microbiota and cancer : current understanding and mechanistic implications. Clin. Transl. Oncol. 24（2）, 2022, 193-202.
43) Cao, Y. et al. Intratumoural microbiota : a new frontier in cancer development and therapy. Signal Transduct. Target. Ther. 9（1）, 2024, 15.

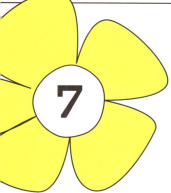

7 肥満防止と食物繊維・腸内環境

 1 肥満は世界の大問題

　NCD Risk Factor Collaborationのデータによると、世界の肥満（BMIが30kg/m² 以上）の人は、10億人を超えていると考えられています[1]。2025年1月1日現在、ワタクシもその1人です……。

　日本は、世界的にみると肥満の人が多い国ではありませんが、日本人などのアジア人は、もともと欧米人よりも体重が少ない人の割合が高く、肥満による2型糖尿病発症のリスクも高いため、厚生労働省などの統計では、BMIが25kg/m² 以上の人を肥満として扱うとされています。日本肥満学会による分類では、BMI 25kg/m² 以上が肥満、30kg/m² 以上は2度の肥満、35kg/m² 以上は3度の肥満で高度肥満、40kg/m² 以上は4度の肥満です[2]。また、厚生労働省による令和5年の『国民健康・栄養調査』では、男性では3割前後、女性では2割前後がBMI 25kg/m² 以上の肥満でした[3]。

　肥満は、2型糖尿病、心血管疾患などの原因になることが知られています。また、大腸がん、乳がんなど、一部のがんの発症リスクも高めます。高齢者では、骨格筋量が減少しているにもかかわらず体脂肪量は増加し、いわゆる「サルコペニア肥満」という状態になることがあります。サルコペニア肥満では、増加した体重を骨格筋で支えることが困難となるため、転倒・骨折のリスクが高くなるといわれています。これらの疾患・病態は、本人にとって大きなデメリットとなるばかりではなく、医療、介護、社会資本のニーズを増加させ、国家財政にも大きな影響を与えると考えられています[1, 4]。

 2 食物繊維は肥満を防ぐことができるのか？

　脳心血管疾患のところでもご紹介した有名なメタ解析で、食物繊維の摂取量が多い群は、体重、BMIが有意に低いことが示されました。（第3章3［107ページ］参照）[5]。食物繊維全体の摂取が多い群は、少ない群と比較して平均の体重は0.37kg（95％信頼区間0.63〜0.11）低く、全粒穀物（全粒粉）の摂取が多い群は、少ない群と比較して平均の体重は0.62kg（95％信頼区間1.19〜0.05）低いと報告されています。食物繊維のなかでも、全粒穀物の摂取が体重に影響をおよぼすと考えられます。

日本の18〜20歳の若い女性3,931人を対象にした調査では、エネルギー摂取量に対して食物繊維の摂取量が多かった人（9.0g/1,000kcal）は平均のBMIが20.7kg/m²、少なかった人（4.3g/1,000kcal）は平均のBMIが21.1kg/m²で（p = 0.0007）、食物繊維の摂取量が多かった人は、少なかった人比較してBMIが0.4kg/m²低かったと報告されています[6]。

「食物繊維は肥満を防ぐ」は、科学的にも証明されているようです。日本肥満学会による『肥満症診療ガイドライン2022』でも「十分な食物繊維の摂取は減量に有用である（Grade A、Level 1）」とし、食物繊維の摂取を強く奨励しています[2]。

3 食物繊維は、メタボリックシンドロームも防ぐ？

肥満と聞いてすぐ思い浮かぶのは、メタボリックシンドローム（メタボ）[7]です。腹囲（内臓脂肪）の増加（ウエスト周囲径が男性85cm以上、女性90cm以上）に加え、中性脂肪（150mg/dL以上かつ／またはHDLコレステロール40mg/dL未満）、血圧（収縮期血圧130mmHg以上かつ／または拡張期血圧85mmHg以上）、血糖（空腹時血糖110mg/dL以上）の上昇があると、メタボリックシンドロームと診断されます。メタボリックシンドロームは、2型糖尿病、脂質異常症、心血管疾患の予備群と考えられています。

食物繊維の摂取により、メタボリックシンドロームの発症リスクが低下するというメタ解析の結果（オッズ比0.67、95％信頼区間0.58〜0.78）が報告されています（図）[8]。

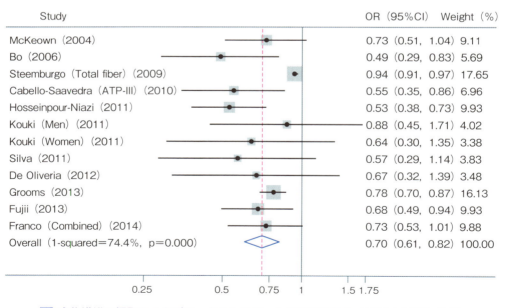

図 食物繊維の摂取とメタボリックシンドロームの発症リスク （文献8より引用・改変）

食物繊維を摂取し、メタボリックシンドロームを予防することにより、2型糖尿病、脂質異常症、心血管疾患の発症リスクも低下させることができると考えられます。

食物繊維を摂取してメタボリックシンドロームを予防することで、2型糖尿病、脂質異常症、心血管疾患の発症リスクも低下できると考えられます

4 食物繊維が体重を減少させるメカニズム

　食物繊維の摂取が、どのようなメカニズムで体重を減少させるのでしょうか？　かなり以前より、食物繊維に「かさ増し効果」により満腹感を感じさせ、エネルギー量を希釈するため、ブドウ糖などの吸収速度を低下させ、体重を減量させるのではないかと考えられていました。しかし、単純にセルロースなどを追加しただけでは、エネルギー摂取量の低下にはつながらないという研究結果も報告され、食物繊維の体重への作用は、それほど単純ではないということが明らかにされてきました（）。

　粘性のある食物繊維が体重（$p < 0.0001$）、BMI（$p = 0.01$）、体脂肪率（$p = 0.03$）を有意に低下させたという報告があります[9]。また、野菜を先に食べる「ベジファースト」も、体重を減少させる可能性が指摘されています[10]。

表　食物繊維が体重を減少させるメカニズム

- 糖質や脂質などの消化吸収を低下させる
- 消化管運動が活発化する
- 腸内残渣物の腸内通過時間を短縮する
- 便容量を増大させる
- 腸内細菌叢を改善する
- 短鎖脂肪酸（SCFA）を産生する
- 短鎖脂肪酸による代謝が亢進する
- 短鎖脂肪酸や脳腸相関により食欲が抑制される
- 腸内細菌によるビタミンの合成に役立つ
- 咀嚼回数が増すことにより、食欲が抑制される
- 腸肝循環する胆汁酸を減少させ、脂質の吸収を抑制する

　近年、日本の研究で、*Blautia wexlerae* という菌が、肥満の人や2型糖尿病患者の腸内で減少していることがわかりました（第3章1［90ページ］参照）。こうした菌をプロバイオティクスとして摂取することで、肥満の発症を抑制できる時代がくるかもしれません。

引用・参考文献

1) NCD Risk Factor Collaboration (NCD-RisC). Worldwide trends in underweight and obesity from 1990 to 2022 : a pooled analysis of 3663 population-representative studies with 222 million children, adolescents, and adults. Lancet. 403 (10431), 2024, 1027-50.
2) 日本肥満学会編. 肥満症診療ガイドライン2022. 東京, ライフサイエンス出版, 2022, 184p.
3) 厚生労働省. 令和5年国民健康・栄養調査結果の概要. (https://www.mhlw.go.jp/stf/newpage_45540.html).
4) Yoshida, S. et al. Can Nutrition Contribute to a Reduction in Sarcopenia, Frailty, and Comorbidities in a Super-Aged Society? Nutrients. 15 (13), 2023, 2991.
5) Reynolds, A. et al. Carbohydrate quality and human health : a series of systematic reviews and meta-analyses. Lancet. 393 (10170), 2019, 434-45.
6) Murakami, K. et al. Dietary fiber intake, dietary glycemic index and load, and body mass index : a cross-sectional study of 3931 Japanese women aged 18-20 years. Eur. J. Clin. Nutr. 61 (8), 2007, 986-95.
7) メタボリックシンドローム診断基準検討委員会. メタボリックシンドロームの定義と診断基準. 日本内科学会雑誌. 94 (4), 2005, 794-809.
8) Chen, JP. et al. Dietary Fiber and Metabolic Syndrome : A Meta-Analysis and Review of Related Mechanisms. Nutrients. 10 (1), 2017, 24.
9) Jovanovski, E. et al. Effect of viscous fiber supplementation on obesity indicators in individuals consuming calorie-restricted diets : a systematic review and meta-analysis of randomized controlled trials. Eur. J. Nutr. 60 (1), 2021, 101-12.
10) Imai, S. et al. Effect of eating vegetables before carbohydrates on glucose excursions in patients with type 2 diabetes. J. Clin. Biochem. Nutr. 54 (1), 2014, 7-11.
11) Van Itallie, TB. Dietary fiber and obesity. Am. J. Clin. Nutr. 31 (10 Suppl), 1978, S43-52.

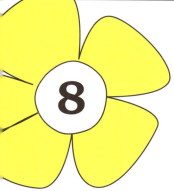

8 パーキンソン病と食物繊維・腸内環境

1 超高齢社会により増加するパーキンソン病

　パーキンソン病は、中脳にある大脳基底核の一つ、黒質のドパミン神経細胞が障害されることで発症する神経変性疾患です[1]（）。神経細胞のなかに、α-シヌクレインというたんぱく質が蓄積し、神経細胞が障害されると考えられています。

　パーキンソン病を発症すると、運動が緩慢になり、安静時に特有の振戦がみられ、固縮という筋が強剛する症状などが認められます。黒質の神経細胞以外に、全身のさまざまな神経細胞も変性するため、起立性低血圧、食事性低血圧、排尿障害、便秘など多彩な自律神経症状がみられます。顔の表情が乏しくなる仮面様顔貌も特徴的です。そのほか、嚥下障害、嗅覚障害、うつ症状、睡眠障害、認知機能低下などもみられます。睡眠障害では、夢をみて大声をあげる、腕を上げて何かをつかもうとする、殴る、蹴るなどの激しい動作がみられることがあり、レム睡眠行動障害といわれます[1]。こうした運動機能以外の障害を、非運動症状といいます。

　パーキンソン病は徐々に進行し、やがて、日常生活動作（ADL）に大きな支障を来します。嚥下障害が重度となり、窒息や誤嚥性肺炎を発症し、生死にかかわることもあります。

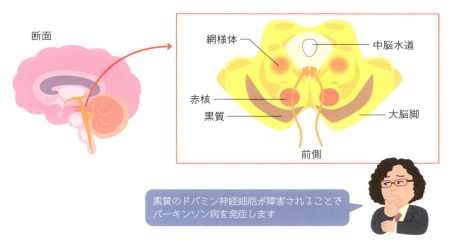

図1 黒質の位置

パーキンソン病の原因は不明ですが、遺伝、生活習慣、ストレス、加齢などが関与しているといわれています。日本人の1,000人に1〜2人が発症するといわれていますが、超高齢社会に突入した現在、患者数がさらに増加すると考えられています[1]。

2 パーキンソン病と便秘

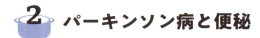

パーキンソン病では高率に便秘を合併します。報告により合併する頻度はまちまちですが、平均的にみて、パーキンソン病の症例の40〜50％が便秘を合併すると考えられています[2]。

便秘は、パーキンソン病の非運動症状の一つで、振戦、固縮などが認められるよりも先に、きわめて初期から出現するといわれています。そのため、慢性便秘の人は、後にパーキンソン病を発症するリスクが2.3〜6.5倍も高いという報告があります[3,4]。

便秘がパーキンソン病の症状を悪化させ、患者の生活の質（QOL）を低下させる可能性があるといわれているため、『パーキンソン病診療ガイドライン2018』では、便秘への対策の重要性が強調されています。このガイドラインでは、「便秘にはまず食物繊維と水分の摂取を行う。身体を動かし、座りがちな生活を避けるように指導する」[1]と記載されています。パーキンソン病の症例では、神経細胞の過活動を抑制し、振戦などの症状を緩和するため、ビペリデン（アキネトン®）などの抗コリン薬が使用されます。抗コリン薬は消化管の蠕動を抑制し、便秘を増悪させる可能性があります[1,5]。

3 腸内環境の悪化がパーキンソン病の原因？

近年、腸内環境の悪化からパーキンソン病を発症するのではないかという仮説が注目されています[6]。

腸内フローラの異常（dysbiosis）、短鎖脂肪酸（SCFA）産生の低下により、腸粘膜の防御機能が障害され、リーキーガット症候群（第2章1［50ページ］参照）を発症すると、腸の神経細胞に凝集したα-シヌクレインが蓄積します。凝集したα-シヌクレインは、腸の神経細胞から、迷走神経などを経て脳に運搬され、黒質の神経細胞内に集積するのではないかという考え方です（図2）[6]。

実際にパーキンソン病を発症した人では、血液中のβ-ディフェンシン2という抗菌たんぱく質が増加しており、腸内で何らかの細菌などによる炎症が存在する可能性があると報告されています。この研究では、血液中のゾヌリンのレベルも計測しています。ゾヌリンは、腸粘膜のタイトジャンクション（第2章1［50ページ］参照）を開放する作用があり、パーキンソン病を発症した人はリーキーガット症候群の状態となっている可能性が高いとも考えられます[7]。

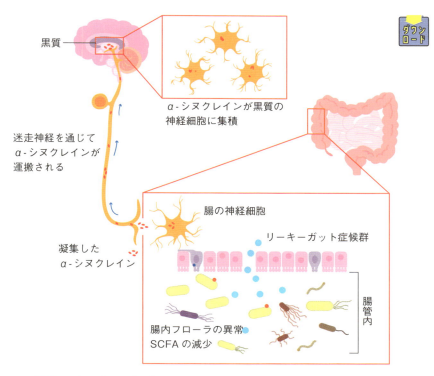

図2 腸内環境の悪化がパーキンソン病の原因？（文献6を参考に作成）

　では、パーキンソン病の発症に、どのような細菌が関与しているのでしょうか。パーキンソン病を発症した人と一般の人で、腸内フローラの構成を調べた研究がいくつか報告されています。これらをメタ解析すると、パーキンソン病を発症した人では、ラクトバチルス属、アッカーマンシア属、ビフィズス菌が増加し、ラクノスピラ科とフェカリバクテリウム属の菌が減少していたとのことです[8]。ラクトバチルス属のなかには、私たちがよくプロバイオティクスとして使用する乳酸菌も含まれます。ビフィズス菌も腸内環境をととのえる善玉菌です。この結果は一見、パーキンソン病を発症した人のほうが腸内環境がよい状態に保たれているかのようにみえます。しかし、ラクトバチルス属、ビフィズス菌といっても、本当に善玉菌と同じ性質をもつ菌なのか、あるいは、分類は同じでも性質の異なる菌なのかということもまだあきらかではありません。また、結果には表れなかったものの、潜在的に何かほかの菌が悪影響をおよぼしており、それに対処するために善玉菌が増加したということもあるかもしれません。このように、腸内フローラについては、まだまだわからないことばかりです。

　詳細はまだ不明なままですが、腸内環境の悪化がパーキンソン病の原因だとすると、若いうちから水溶性発酵性食物繊維を積極的に摂取し、SCFA産生を促し、腸内フローラの異常を防ぐことによってパーキンソン病の発症を防ぐことができるかもしれないというこ

とになります。今後の研究の進展が期待されます。

引用・参考文献
1) 「パーキンソン病診療ガイドライン」作成委員会編. パーキンソン病診療ガイドライン 2018. 日本神経学会監修. 東京, 医学書院, 2018, 308p.
2) Knudsen, K. et al. Constipation in parkinson's disease : Subjective symptoms, objective markers, and new perspectives. Mov. Disord. 32（1）, 2017, 94-105.
3) Adams-Carr, KL. et al. Constipation preceding Parkinson's disease : a systematic review and meta-analysis. J. Neurol. Neurosurg. Psychiatry. 87（7）, 2016, 710-6.
4) Choung, RS. et al. Chronic constipation and co-morbidities : A prospective population-based nested case-control study. United European Gastroenterol. J. 4（1）, 2016, 142-51.
5) 日本消化管学会編. 便通異常症診療ガイドライン 2023：慢性便秘症. 東京, 南江堂, 2023, 144p.
6) Pant, A. et al. Human gut microbiota and Parkinson's disease. Prog. Mol. Biol. Transl. Sci. 192（1）, 2022, 281-307.
7) Rajkovaca Latic, I. et al. Association of intestinal inflammation and permeability markers with clinical manifestations of Parkinson's disease. Parkinsonism Relat. Disord. 123, 2024, 106948.
8) Romano, S. et al. Meta-analysis of the Parkinson's disease gut microbiome suggests alterations linked to intestinal inflammation. NPJ. Parkinsons Dis. 7（1）, 2021, 27.

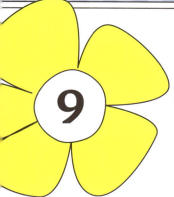

9 認知症と食物繊維・腸内環境

1 増加する認知症の人を社会で支えることがこれからの課題

　日本では急速な高齢化が進行しており、それに伴い、認知症の人の数は増加傾向です。2022（令和4）年の認知症の高齢者数は約443万人、軽度認知障害（MCI）の高齢者数は約559万人と推計され、合計では1,000万人を超えると考えられています。現在、高齢者の約3.6人に1人が認知症、またはその予備群です。認知症の人の数は今後も増加し続け、2040（令和22）年にはその人数が約1,200万人（認知症が約584万人、MCIが約613万人）になると見込まれています[1]。

　認知症の人を社会でどのように支えていくのかは、日本だけでなく世界の大きな課題です。日本では、認知症の人が尊厳を保持しつつ、希望をもって暮らすことができるよう、2024（令和6）年1月1日に「共生社会の実現を推進するための認知症基本法」が施行されました。

2 食物繊維は認知症の発症リスクを低下させる？

　日本国内に住む約3,700人を最大21年間にわたって追跡調査したCIRCS（circulatory risk in communities study）研究というコホート研究では、中年期に食物繊維を多くとることで、高齢期の要介護認知症の発症リスクが低下する可能性があることが報告されました[2]。食物繊維を多く摂取すると、認知症を発症するリスクが約4分の3になるとされています（ハザード比0.74、95％信頼区間0.57～0.96）。

　CIRCS研究では、女性のみで、きのこを1日15g以上食べた人は、ほとんど食べなかった人に比較し認知症を発症するリスクが低かったことも報告されました（ハザード比0.56、95％信頼区間0.42～0.75）[3]。きのこのなかには、ビタミンDやさまざまな抗酸化物質が含まれています。また、なかには、神経細胞成長因子（NGF）の産生を促進する物質が含まれるものもあるといわれています[4]。この傾向は、男性には認められなかったと記載されています。きのこによる認知症発症リスクの低下が女性だけに認められた理由は、いまだはっきりわかっていないようです。海外では、米国などの研究でも、きのこの

摂取が多いと認知機能が低下しにくいことが報告されています[5]。こちらは、男女差はないようです。

中年期に食物繊維を多くとると、高齢期の認知症発症リスクが低下。女性は、きのこを多く摂取すると認知症発症のリスクが低下。なぜ女性だけなのでしょうね……？

　CIRCS 研究では、豆類の摂取が要介護認知症の発症リスクを低下させる可能性があることが報告されました[6]。しかし、豆腐よりも納豆のほうが発症リスクを低下させる可能性が高かったということなので、腸内フローラの改善や、ナットウキナーゼによる血栓防止効果なども関与しているのかもしれません。2022 年に発表された JPHC 研究（Japan Public Health Center-based prospective study）[7] では惜しいところで有意差が出なかったので（ハザード比 0.78、95％信頼区間 0.59 〜 1.04）、CIRCS 研究が、見事雪辱を果たしてくれたかもしれません。

3 アルツハイマー型認知症の発症にも腸内フローラの異常が関与？

　近年、さまざまな疾患と腸内フローラの異常（dysbiosis）の関連が研究されています。腸内フローラの異常は、慢性炎症、迷走神経などを介して、脳内の神経細胞をサポートするグリア細胞の一種、アストロサイトの機能を低下させます。アストロサイトは、多数の突起をもち、星状に見える細胞です。アストロサイトの機能低下が神経細胞の減少につながり、アルツハイマー型認知症の発症につながるのではないかと考えられています[8]。これも、脳腸相関（第 1 章 8 ［42 ページ］参照）の一つです。

　海外の研究で、アルツハイマー型認知症を発症した症例では、バクテロイデス（*Bacteroides*）が増加し、ビフィズス菌（*Bifidobacterium*）が減少する傾向が認められましたが[8]、日本の研究では、逆にバクテロイデスが減少し、ビフィズス菌が増加する傾向が認められたと報告されています[9]。日本の軽度認知障害の症例でもバクテロイデスが減少していることが報告されており[10]、アルツハイマー型認知症の発症につながる腸内フローラの異常パターンはいまだ同定されていないようです。

　プロバイオティクス（アシドフィルス菌［*Lactobacillus acidophilus*］、カゼイ菌［*Lactobacillus casei*］、ビフィズス菌［*Bifidobacterium bifidum*］、*Lactobacillus fermentum* の混合）の投与で、アルツハイマー型認知症の症例の認知機能（ミニメンタルステート検査［MMSE］）、慢性炎症の指標（血清高感度 CRP）、インスリン抵抗性（HOMA-IR）が改善したという報告があります[11]。

4 食物繊維を摂取する食事パターンの効果は？

近年、認知症の発症を抑制するために、地中海式ダイエットと、高血圧を防ぐために提唱された食事法DASH食を合体させたMIND食を導入した研究が行われています[12]（）。

地中海式ダイエットは、野菜、くだもの、全粒穀物（全粒粉）、豆類、魚、ナッツ類、オリーブ油を多く摂取し、肉や卵、加工食品などを控えます（第2章7［78ページ］参照）。DASH食は、カリウム、カルシウム、マグネシウムの3種のミネラルや食物繊維、たんぱく質を多く摂取し、飽和脂肪酸の摂取を減らすことを目標とします。アボカド、ブロッコリー、バナナといった野菜やくだもの、大豆、ナッツ類のほか、アルギン酸を多く含む海藻も多く摂取することを推奨しています。

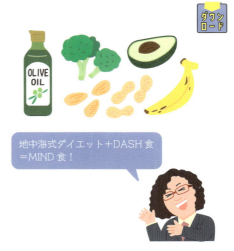

図1 MIND食

MIND食が認知症の発症を抑制するかどうかについては、研究によって結果がまちまちで、エビデンスの確立には至っていません。日本では、食事に気を配ることで自然にMIND食に近い食事パターンになる人も少なくないかもしれません。今後、日本での研究も行われることが期待されます。

引用・参考文献
1) 内閣官房 認知症施策推進関係者会議．認知症施策推進基本計画（案）．2024年．(https://www.cas.go.jp/jp/seisaku/ninchisho_kankeisha/dai6/siryou.pdf)．
2) Yamagishi, K. et al. Dietary fiber intake and risk of incident disabling dementia : the Circulatory Risk in Communities Study. Nutr. Neurosci. 26（2），2023，148-55．
3) Aoki, S. et al. Mushroom intake and risk of incident disabling dementia : the Circulatory Risk in Communities Study (CIRCS). Br. J. Nutr. 131（9），2024，1641-7．
4) Mori, K. et al. Improving effects of the mushroom Yamabushitake (Hericium erinaceus) on mild cognitive impairment : a double-blind placebo-controlled clinical trial. Phytother. Res. 23（3），2009，367-72．
5) Ba, DM. et al. Mushroom intake and cognitive performance among US older adults : the National Health and Nutrition Examination Survey, 2011-2014. Br. J. Nutr. 128（11），2022，2241-8．
6) Kishida, R. et al. Dietary intake of beans and risk of disabling dementia : The Circulatory Risk in Communities Study (CIRCS). Eur. J. Clin. Nutr. 77（1），2023，65-70．
7) Murai, U. et al.; JPHC Study Group. Soy product intake and risk of incident disabling dementia : the JPHC Disabling Dementia Study. Eur. J. Nutr. 61（8），2022，4045-57．
8) Wu, S. et al. Roles and Mechanisms of Gut Microbiota in Patients With Alzheimer's Disease. Front. Aging Neurosci. 13，2021，650047．
9) Saji, N. et al. Analysis of the relationship between the gut microbiome and dementia : a cross-sectional study conducted in Japan. Sci. Rep. 9（1），2019，1008．

10) Saji, N. et al. The relationship between the gut microbiome and mild cognitive impairment in patients without dementia : a cross-sectional study conducted in Japan. Sci. Rep. 9（1）, 2019, 19227.
11) Akbari, E. et al. Effect of Probiotic Supplementation on Cognitive Function and Metabolic Status in Alzheimer's Disease : A Randomized, Double-Blind and Controlled Trial. Front. Aging Neurosci. 8, 2016, 256.
12) van Soest, AP. et al. The Mediterranean-Dietary Approaches to Stop Hypertension Intervention for Neurodegenerative Delay（MIND）Diet for the Aging Brain : A Systematic Review. Adv. Nutr. 15（3）, 2024, 100184.
13) Di Giacomo, S. et al. Recent Advances in the Neuroprotective Properties of Ferulic Acid in Alzheimer's Disease : A Narrative Review. Nutrients. 14（18）, 2022, 3709.
14) Kudoh, C. et al. Effects of Ferulic Acid and Angelica archangelica Extract（Feru-guard®）on Mild Cognitive Impairment : A Multicenter, Randomized, Double-Blind, Placebo-Controlled Prospective Trial. J. Alzheimers Dis. Rep. 4（1）, 2020, 393-8.

フェルラ酸って知ってました？

みなさんは、フェルラ酸って、ご存じでしたでしょうか？フェルラ酸は植物の細胞壁に含まれるフェノール化合物で、セルロースやアラビノキシラン（第1章3［18ページ］参照）と結合しています。リグニンを構成する成分にもなります。フェルラ酸は、米や小麦などの穀物に多く含まれています。抗酸化作用、抗炎症作用があり、米ぬかの有用成分として知られています。

ちなみにワタクシは、知っていました！ワインや日本酒を造る際、フェルラ酸は酵母によって、4-ビニルグアイアコール（4-VG）という物質に分解されます。この4-VGは苦味の原因となり、ワインや日本酒を造る際には、じゃまもの（オフ・フレイバー）とされています。ところが！沖縄の誇る銘酒、泡盛では、この4-VGが、熟成によってバニリン（バニラの香りの成分）に変わります。泡盛の古酒（クース）が甘く芳醇な香りをもつのは、このフェルラ酸からつくられるバニリンのおかげなのです（図2）。

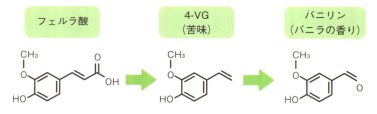

図2 泡盛の古酒（クース）がおいしいのはフェルラ酸のおかげ

そのフェルラ酸に、アルツハイマー型認知症の発症を抑制する可能性があると注目されています。これまで動物実験で、認知症の発症を抑制することや、行動心理症状（BPSD）を軽減することが報告されていましたが、近年、ヒトでも、セイヨウトウキ（Angelica archangelica）から抽出した成分を配合したフェルラ酸のサプリメントを摂取することで、軽度認知障害（MCI）の症例の認知機能が改善したという報告もされています[14]。症例数が少なく、まだエビデンスは確立されていませんが、今後の研究が期待されます。

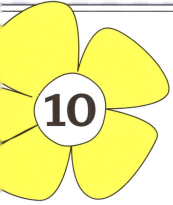

10 便秘と食物繊維・腸内環境

 便秘に食物繊維は有効なのか？

　この書籍で、読者のみなさんの最大の関心事は、便秘、下痢（第3章11［145ページ］参照）といった排便の問題に食物繊維は有効なのかということではないでしょうか？

　ここではまず、便秘と食物繊維について解説します。便秘は、通常の日常生活を送る人にとっても身近な問題です。日ごろからやや便秘気味で悩む人も多いと思います。あるインターネット調査では、回答者5,155人のうち28.4％に便秘症状があったといいます[1]。通常は便秘症状がなくても、旅行や出張などの際、暑いところで多量に発汗した際、水分摂取が少なかった際などに便秘の症状がみられることもあるかもしれません。

　便秘にはさまざまな原因があります。さまざまな便秘の原因に対して、食物繊維が有効なのか、食物繊維の種類によって違いはあるのかについて解説していきたいと思います。

 便秘の定義とおもな原因

　2017年に発表された『慢性便秘症診療ガイドライン2017』[2]では、便秘を「本来体外に排出すべき糞便を十分量かつ快適に排出できない状態」と定義しました。なんとか排便はできていても、「快適」でない場合は便秘だという画期的な考え方でした。2023年に日本消化管学会から発表された『便通異常症診療ガイドライン2023：慢性便秘症』[3]では、国際的な診断基準の『Rome-IV』[4]との整合性を重視し、「本来排泄すべき糞便が大腸内に滞ることによる兎糞状便・硬便、排便回数の減少や、糞便を快適に排泄できないことによる過度な怒責、残便感、直腸肛門の閉塞感、排便困難感を認める状態」と定義されました。また、慢性便秘症は「慢性的に続く便秘のために日常生活に支障をきたしたり、身体にも様々な支障をきたしうる病態」と定義されました（表1）[3]。

「快適」に排泄できない場合は便秘！
画期的だと思いました

表1 慢性便秘症の診断基準（Rome-IV 診断基準より翻訳作成）（文献3より）

1.「便秘症」の診断基準

以下の6項目のうち、2項目以上を満たす。
排便中核症状（Defecation core symptom）
- C1（便形状）：排便の4分の1超の頻度で、兎糞状便または硬便（BSFSでタイプ1か2）である。
- C2（排便頻度）：自発的な排便回数が、週に3回未満である。

排便周辺症状（Defecation peripheral symptom）
- P1（怒責）：排便の4分の1超の頻度で、強くいきむ必要がある。
- P2（残便感）：排便の4分の1超の頻度で、残便感を感じる。
- P3（直腸肛門の閉塞感・困難感）：排便の4分の1超の頻度で、直腸肛門の閉塞感や排便困難感がある。
- P4（用手的介助）：排便の4分の1超の頻度で、用手的な排便介助が必要である（摘便・会陰部圧迫など）。

2.「慢性」の診断基準

6ヵ月以上前から症状があり、最近3ヵ月間は上記の基準を満たしていること。ただし、「日常診療」においては、患者を診察する医師の判断に委ねる。

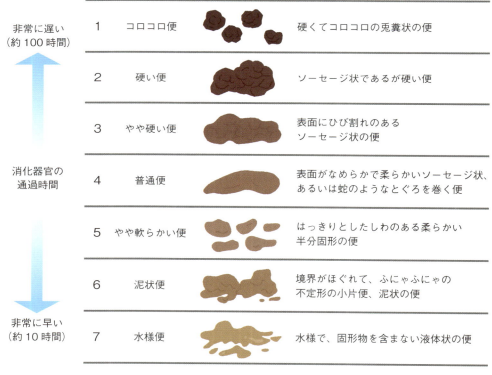

図1 ブリストルスケール（文献5を参考に作成）

　症状が持続しない一時的な便秘は、おおむね日常生活を継続するうちに改善します。まれに改善しない場合でも、下剤、浣腸などを1回～数回使用することよって改善します。

問題となるのは、症状が持続する慢性の便秘です。

　具体的には、「排便時に強くいきむ」「硬便（ブリストルスケール1～2、図1）5)」「残便感」「排便困難」「用手的な排便介助」「排便回数が週3回未満」の6項目のうち2項目に該当すれば、慢性便秘と診断されます（表1）3)。これは、『Rome-Ⅳ』4)とほぼ共通です。また、原則、6ヵ月以上前から症状があり、最近3ヵ月間、上記の基準に該当すれば、慢性便秘症と診断されます。しかし、慢性かどうかの判定については、「患者を診察する医師の診断に委ねる」と記載されており、日常の診療に則した判断ができるよう配慮されています。

　『便通異常症診療ガイドライン2023：慢性便秘症』3)では、慢性便秘の原因を図2のように分類しています。慢性便秘は、大きく、一次性と二次性（ほかの疾患などを有するもの）に分けられます。一次性のほとんどは、消化管機能の低下による機能性消化管疾患（機能性便秘）です。なかには、巨大結腸や直腸瘤などの非狭窄性器質性便秘もあります。

　二次性便秘の原因の一つは、薬剤（薬剤性便秘）です。抗コリン薬、抗うつ薬、抗精神病薬などの薬剤のほか、がん性疼痛などに使用されるモルヒネなどのオピオイドも便秘の原因になります。

　糖尿病（第3章1［90ページ］参照）、慢性腎臓病（CKD）、甲状腺機能低下症、強皮症、パーキンソン病6～8)といった慢性疾患も便秘の原因となります。強皮症では、消化管の平滑筋が萎縮し線維化するため、消化管の蠕動が低下します。進行すると、予後不良の慢性偽性腸閉塞症（CIPO）を発症します。パーキンソン病の症例では、40～50％が便秘を合併するという報告があります。パーキンソン病では、ほかの症状が顕在化する以前の早期から便秘となることが知られており、便秘のある人はパーキンソン病の発症リスクが高いという報告があります。（第3章8［131ページ］参照）。日常生活動作（ADL）の低下も慢性便秘を発症するリスクとなることが報告されています3, 9)。

　大腸がんや重度の炎症性腸疾患などは、消化管の器質的な狭窄を起こすため便秘になります（狭窄性器質性便秘症）。

3　便秘の原因別の食物繊維の効果

　もっとも一般的な消化管機能の低下による機能性便秘、とくに大腸通過正常型便秘の場合、食物繊維の摂取が不足していることが多く、不溶性食物繊維を中心にとるとよいといわれています。また、大腸通過遅延型便秘の場合も、不溶性食物繊維は便の量を増加させ、消化管通過時間を短縮、便の水分量を増やすことにより排便を促すと考えられます。水溶性食物繊維を摂取した場合、体調によっては発酵によりガスが発生し、腹部膨満につながるといったこともあるようです3)。胃瘻や経鼻胃管から経腸栄養を行う症例でも、長期の管理を行ううちに、重度の便秘になることがあります。近年、便秘防止のために、不溶性

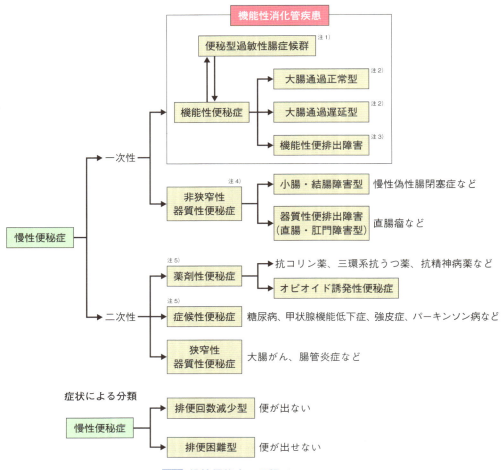

図2 慢性便秘症の分類（文献3より）

注1）機能性便秘症と便秘型過敏性腸症候群は連続したスペクトラムと考えられる疾患であり、明確に鑑別するのが困難である。
注2）現時点では大腸通過時間を正確に評価できるmodalityがないため、今後の検討課題である。
注3）機能性便秘症および便秘型過敏性腸症候群に合併する一つの病型である。骨盤底筋協調運動障害、会陰下降症候群も含む。
注4）腸管の形態変化を伴うもの。正常から明らかに逸脱する消化管運動障害を伴う慢性便秘症が含まれる。
注5）必ずしも、機能性便秘症および非狭窄性器質性便秘症と区別できるものではない。

食物繊維を配合した経腸栄養剤も数社から市販されています。
　米国で75人の患者に、キウイフルーツ（29人）、プルーン（24人）、サイリウム（インドオオバコやエダウチオオバコなどの種子や種皮の部分、22人）を摂取してもらった研究があります。開始から3週目、4週目で1週間の排便回数が有意に増加しました（p＜0.003）。また、排便時のいきみも有意に改善しました（p＜0.05）。キウイフルーツ群（p＝0.010）とプルーン群（p＝0.049）で便の硬さが有意に改善しました。キウイフルーツ群では、腹部膨満スコアも有意に改善しました（P＝0.02）[10]。キウイフルーツやプル

ーンには、不溶性食物繊維も水溶性食物繊維も程よく含まれていて、便秘に対してよい効果につながった可能性があります。フルーツの食物繊維を用いた研究には、マンゴー[11]、いちじく[12]などもあります。サイリウムは粉末状のものが市販され、料理などにも使いやすいのですが、不溶性食物繊維と水溶性食物繊維の比率が商品によってまちまちなので、自分にあった商品を選んで使用するとよいかもしれません。

便秘にフルーツ。キウイ、プルーン、マンゴー、いちじくなどがオススメです

小規模な研究ですが、水溶性食物繊維を用いた研究もいくつか行われています。チコリの根から抽出した水溶性食物繊維イヌリンを用いたランダム化二重盲検クロスオーバー研究（参加者54人）では、イヌリンを摂取することにより、1週間あたりの排便回数が有意に増加（p＝0.038）、硬便が解消され、参加者の満足度も高い傾向が認められました[13]。また、グアーガム加水分解物（PHGG）を15人の日本女性に摂取してもらった研究では、排便回数が増加、便水分量が増加、便中の乳酸菌数も増加したと報告されています[14]。今後、不溶性だけでなく、水溶性の食物繊維も便秘を改善するという知見が得られる可能性は否定できません。

プロバイオティクスが便秘を改善する可能性もあります[15]。慢性便秘症と診断された高齢者にビフィズス菌を摂取してもらうことで、排便回数が増加したという報告があります[16]。乳酸菌を含む飲料も、排便回数を増やすとともに硬便を改善し、便の水分量を増加させたという報告があります[17]。

便秘を改善するためには、食物線維の摂取に加えて、運動を行うことも大切なようです。米国の全国健康栄養調査（NHANES、2005〜2010年）に参加した、20歳以上、合計13,941人の解析結果では、身体活動の少ない群は、食物繊維摂取量が増加しても便の硬さに変化はありませんでしたが（オッズ比1.02、95% CI、0.98〜1.05、P＝0.407）、身体活動の多い群では、食物繊維摂取量が増加すると、硬便のリスクが低下しました（オッズ比0.97、95% CI、0.94〜0.99、P＝0.020）[18]。

便秘の改善には、食物繊維と運動の組み合せが必要なのですね

がんや重度の炎症性腸疾患などで消化管の器質的な狭窄がある場合や、消化管の蠕動が著しく低下している場合は、不溶性食物繊維を摂取することで、凝集した食物繊維による

表2　便秘の原因と適した食物繊維

原因	適した食物繊維
機能性便秘	フルーツ、オオバコなどの不溶性食物繊維
狭窄性器質性便秘	安全性を考慮して水溶性食物繊維
慢性疾患に伴う便秘	腸内フローラの異常、SCFA 産生を考慮して、水溶性発酵性食物繊維

通過障害を起こす危険性があります。このような場合は、水溶性食物繊維を摂取するほうが安全です。

　糖尿病、慢性腎臓病（CKD）、パーキンソン病などの疾患では、腸内フローラの異常（dysbiosis、第 2 章 1［50 ページ］参照）や短鎖脂肪酸（SCFA）産生（第 2 章 1［50 ページ］参照）の低下が起こっている可能性があります。不溶性食物繊維のほかに、PHGGのような水溶性発酵性食物繊維を併用するのも一つの方法なのではないでしょうか（表2）。

引用・参考文献

1) Tamura, A. et al. Prevalence and Self-recognition of Chronic Constipation : Results of an Internet Survey. J. Neurogastroenterol. Motil. 22 (4), 2016, 677-85.
2) 日本消化器病学会関連研究会慢性便秘の診断・治療研究会編. 慢性便秘症診療ガイドライン2017. 東京, 南江堂, 2017, 112p.
3) 日本消化管学会編. 便通異常症診療ガイドライン2023：慢性便秘症. 東京, 南江堂, 2023, 144p.
4) Lacy, BE. et al. Bowel Disorders. Gastroenterology. 150 (6), 2016, 1393-407.
5) O'Donnell, LJ. et al. Detection of pseudodiarrhoea by simple clinical assessment of intestinal transit rate. BMJ. 300 (6722), 1990, 439-40.
6) Knudsen, K. et al. Constipation in parkinson's disease : Subjective symptoms, objective markers, and new perspectives. Mov. Disord. 32 (1), 2017, 94-105.
7) Choung, RS. et al. Chronic constipation and co-morbidities : A prospective population-based nested case-control study. United European Gastroenterol. J. 4 (1), 2016, 142-51.
8) Adams-Carr, KL. et al. Constipation preceding Parkinson's disease : a systematic review and meta-analysis. J. Neurol. Neurosurg. Psychiatry. 87 (7), 2016, 710-6.
9) Moezi, P. et al. Prevalence of Chronic Constipation and Its Associated Factors in Pars Cohort Study : A Study of 9000 Adults in Southern Iran. Middle East J. Dig. Dis. 10 (2), 2018, 75-83.
10) Chey, SW. et al. Exploratory Comparative Effectiveness Trial of Green Kiwifruit, Psyllium, or Prunes in US Patients With Chronic Constipation. Am. J. Gastroenterol. 116 (6), 2021, 1304-12.
11) Venancio, VP. et al. Polyphenol-rich Mango (Mangifera indica L.) Ameliorate Functional Constipation Symptoms in Humans beyond Equivalent Amount of Fiber. Mol. Nutr. Food Res. 62 (12), 2018, e1701034.
12) Baek, HI. et al. Randomized, double-blind, placebo-controlled trial of Ficus carica paste for the management of functional constipation. Asia Pac. J. Clin. Nutr. 25 (3), 2016, 487-96.
13) Micka, A. et al. Effect of consumption of chicory inulin on bowel function in healthy subjects with constipation : a randomized, double-blind, placebo-controlled trial. Int. J. Food Sci. Nutr. 68 (1), 2017, 82-9.
14) Li, Y. et al. Effect of Physical Activity on the Association Between Dietary Fiber and Constipation : Evidence From the National Health and Nutrition Examination Survey 2005-2010. J. Neurogastroenterol. Motil. 27 (1), 2021, 97-107. doi : 10.5056/jnm20051. Erratum in : J. Neurogastroenterol. Motil. 27 (3), 2021, 440.
15) van der Schoot, A. et al. Probiotics and synbiotics in chronic constipation in adults : A systematic review and meta-analysis of randomized controlled trials. Clin. Nutr. 41 (12), 2022, 2759-77.
16) Takeda, T. et al. Usefulness of Bifidobacterium longum BB536 in Elderly Individuals With Chronic Constipation : A Randomized Controlled Trial. Am. J. Gastroenterol. 118 (3), 2023, 561-8.
17) Tsujibe, S. et al. Evaluating the Effect of Lacticaseibacillus paracasei Strain Shirota on the Physical Consistency of Stool in Healthy Participants with Hard or Lumpy Stools : A Double-Blind, Randomized, Placebo-Controlled Study. Nutrients. 16 (15), 2024, 2469.
18) Takahashi, H. et al. Influence of partially hydrolyzed guar gum on constipation in women. J. Nutr. Sci. Vitaminol (Tokyo). 40 (3), 1994, 251-9.

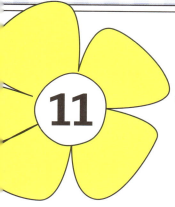

11 下痢と食物繊維・腸内環境

1 下痢もいろいろ……

「便性状が軟便あるいは水様便、かつ排便回数が増加する状態」が下痢です[1]。下痢は、本人にとっての不快感だけでなく、さまざまな問題をひき起こします。下痢が持続すると、肛門周囲の発赤、腫脹、疼痛がみられることがあります。低ナトリウム血症、低カリウム血症、低マグネシウム血症、代謝性アシドーシスなどの電解質や酸塩基平衡の異常を伴うことがあります。たんぱく質やエネルギー、微量栄養素などの吸収障害の原因にもなります。糖尿病の症例で血糖降下薬やインスリン製剤を使用している場合、低血糖のリスクになります。集中治療などを行う重症症例では、予後悪化の要因にもなります。慢性の下痢は生活の質（QOL）を低下させ[2]、うつ病や睡眠障害の原因になる可能性があるという報告もあります[3]。

下痢とひとことでいっても、いろいろな原因があります。食中毒による下痢、感染性胃腸炎の下痢、慢性の下痢、経腸栄養を行う症例の下痢……。おもな下痢の原因を表にまとめます。下痢は大きく、急性と慢性に分類することができます。

急性下痢

急性下痢の原因には、食中毒、感染性腸炎、クロストリジオイデス・ディフィシル（*C.difficile*）感染症、虚血性腸炎、薬剤などがあります。

毒素型食中毒は、食品中で増殖した細菌が産生した毒素を、食品とともに摂取することにより起こる食中毒です。また感染性食中毒は、食品に付着した細菌が腸管内で増殖、感染して発症する食中毒です。毒素型食中毒は、毒素が排泄されれば自然に軽快します。感染性食中毒は、発熱、粘血便などを伴うことがあり、抗菌薬による治療が必要です。

感染性腸炎の代表は、ノロウイルスによる胃腸炎です。ノロウイルスは、二枚貝や野菜などの食品から感染することも多く、そうした意味では食中毒の一種ともいえますが、唾液や吐物、糞便などが付着した環境（トイレやドアノブなど）からも感染しますし、嘔吐時の飛沫、空気中に浮遊するウイルス（空気感染）によっても感染します。ノロウイルス以外に、コレラ菌、赤痢菌などの細菌、ロタウイルス、アデノウイルスなどさまざまなウイルスが感染性腸炎の原因となります。

表 おもな下痢の原因

急性下痢
・食中毒 　毒素性食中毒（黄色ブドウ球菌、セレウス菌、ウエルシュ菌など） 　感染性食中毒（サルモネラ菌、腸炎ビブリオ、カンピロバクター、病原性大腸菌など） ・感染性腸炎 ・C.difficile 感染症 ・虚血性腸炎 ・薬剤

慢性下痢
・食物（牛乳、脂質、カフェイン、アルコール、キシリトールなど） ・経腸栄養 ・機能性下痢 ・下痢型過敏性腸症候群 ・炎症性腸疾患（潰瘍性大腸炎、クローン病） ・基礎疾患（甲状腺機能亢進症、慢性膵炎など） ・大腸がん ・内分泌腫瘍（ガストリノーマ、VIPoma など） ・感染症（腸結核、HIV 感染症など） ・胆汁吸収障害（胆嚢摘出術後、回腸切除術後など） ・薬剤

　C.difficile 感染症は、抗菌薬の使用などによる腸内フローラの異常（dysbiosis）が原因で発症します。C.difficile は、もともと腸管内に生息している場合もありますし、感染者の糞便が付着した環境から感染することもあります。芽胞を形成するため、環境中でも長期間生存し、感染力を保ち続けます。芽胞はアルコールによる消毒でも死滅しません。通常の C.difficile の産生する毒素には、トキシン A、トキシン B の 2 種類がありますが、トキシン A が下痢の原因となります。一部の株は、バイナリートキシンという第 3 の毒素を産生します。

　虚血性腸炎は、動脈硬化などが原因で、大腸の血流が低下して粘膜が障害される疾患です。症状は血流が低下した部分の長さにより異なります。腹痛、下痢のみの場合もありますし、血便や発熱、敗血症性ショックなどで重症となることもあります。虚血性腸炎を発症した際は、腸管の安静のため、絶食または低残渣食への変更が必要です。食物繊維は、一時的に摂取を控える必要があります。便秘は虚血性腸炎の原因となるといわれています。日ごろから便秘を改善することで虚血性腸炎の発症を予防できる可能性があります。治癒後、再発予防のために食物繊維を摂取するという考え方もあるかもしれません。しかし、虚血性腸炎によって腸管の狭窄などが生じている可能性もあるため、安全性を考慮すると水溶性食物繊維から摂取するとよいかもしれません。

　下痢の原因となる薬剤には、抗菌薬、非ステロイド性抗炎症薬（NSAIDs）、抗悪性腫瘍薬、免疫抑制薬などがあります。薬剤による下痢は、急性に発症する場合もありますが、

慢性となる場合もあります。

慢性下痢

「軟便あるいは水様便が4週間以上持続または反復している病態」が慢性下痢症です[1]。慢性の下痢の原因には、食物、経腸栄養、機能性下痢、過敏性腸症候群、炎症性腸疾患、甲状腺機能亢進症、慢性膵炎などの基礎疾患、大腸がん、内分泌腫瘍、腸結核、ヒト免疫不全ウイルス（HIV）感染症などの感染症、胆汁吸収障害、薬剤などがあります。

牛乳による下痢の多くは乳糖不耐症です。乳糖分解酵素（ラクターゼ）の活性が低下しているために乳糖が分解されず、腸内細菌によって分解され、酸やガスを発生させることにより下痢を発症します。乳糖不耐症は、先天性、新生児性、二次性、成人発症型の4つに分類されます[4]。日本人の約20％程度は先天的に乳糖を分解するラクターゼ活性が低下しているといわれています。二次性は、何らかの疾患などで小腸粘膜が障害された場合に発症します。成人発症型は、加齢によって乳糖分解酵素の発現量が低下するために発症します。牛乳による下痢は、乳たんぱくに対するアレルギーの場合もあります。

国際的な診断基準のROMA-IV[5]では、下痢の原因となるほかの疾患がなく、6ヵ月以上前から下痢が出現し、直近3ヵ月で排便の25％以上が軟便あるいは水様便の場合、機能性下痢または過敏性腸症候群（下痢型、混合型）と診断されます。顕著な腹痛や腹部膨満感がない場合は機能性下痢、1週間に1日以上腹痛などがみられる場合は過敏性腸症候群と分類することができますが、機能性下痢と過敏性腸症候群の境界ははっきりしていません。

慢性膵炎では消化酵素の分泌量が減少し、たんぱく質や脂質の消化吸収が不良となるため下痢になります。脂質の消化吸収が不良の場合、便器に便が浮いたり、便の色が白くなる脂肪便がみられます。

2 下痢と食物繊維

下痢に対して、食物繊維はどのような影響があるのでしょうか？

「FODMAP」に注意

機能性下痢や下痢型過敏性腸症候群では、発酵性オリゴ糖などの発酵性の糖類で下痢が増悪する可能性があります[1]。発酵性の糖類を「FODMAP」ということがあります。Fermentable oligosaccharides（発酵性オリゴ糖、FO）、disaccharides（二糖類、D）、monosaccharides（単糖類、M）、polyols（ポリオール、P）の4種類の糖質の頭文字からつくられた略語です。4種類（単語は5つ）なのに、6文字？「A」はandだそうです。FODMPは発音しにくいので、FODMAPなのだと思います。機能性下痢や下痢型過敏性

腸症候群では、FODMAP の含有量の少ない「低 FODMAP 食」で症状が改善するという報告があります[6]。

FODMAP は慢性の下痢を悪化させる可能性があります

りんごは下痢を改善するの？

　おや？　そうすると、下痢のときにはあまり食物繊維をとらないほうがよいのでしょうか？　たとえば子どものころ、下痢のときによく食べさせてもらったりんごのすりおろしは効果がないのでしょうか？　慢性の下痢の症例と、ウイルス性の胃腸炎などによる急性の下痢では、腸のなかで起こっている現象がまったく異なるようです。下痢の原因は何か、腸管のなかでどのような現象が起こっているのかを考えながら食物繊維の摂取を検討する必要があります。

　りんごのすりおろしで子どもの下痢が改善することは、民間で古くから伝承されていました。1930 年前後に、ドイツや米国などで科学的な検証が行われました。著名な小児科医のモロー先生（Ernst Moro、乳児の「モロー反射」で有名）も、りんごのすりおろしで子どもや成人の下痢が改善することを報告しています[7, 8]。モロー先生は、りんごに含まれるタンニンが下痢を改善したと考えていたようですが、その後、りんごに含まれる水溶性食物繊維のペクチンが有用なのではないかと考えるようになりました。近年でも、りんごに含まれるペクチンのほか、じゃがいもやバナナに含まれる難消化性でんぷん（レジスタントスターチ）を配合したサプリメントを摂取することで、排便が不規則だった人の下痢が改善したという報告もあります[9]。しかし、りんごジュースを飲むことで、糖質の吸収障害を起こし下痢を発症したという報告もあるため[10]、効果には個人差のある可能性があります。

りんごに含まれるペクチンは、急性の下痢には効果があるようです

炎症性腸疾患の場合は……？

　クローン病、潰瘍性大腸炎といった炎症性腸疾患の症例では、活動期には、腸管の安静のため食物繊維の摂取を控える必要があります。しかし、寛解期には食物繊維を控える必

要はないといわれています。食物繊維の多い食事をとることにより、クローン病の寛解率が改善し、再燃のリスクを低減できる可能性が示唆されています[11]。秋田県で行われた研究では、インフリキシマブ（抗TNF-α抗体）による治療を行い、植物由来の食品を多くとることで、クローン病の寛解率が改善し、再燃のリスクを低減できたと報告されています[12]。クローン病などの炎症性腸疾患では、菌の多様性が減少し、酪酸産生菌が減少するなどの腸内フローラの異常が高率に認められます[13]。寛解期に食物繊維を摂取することで、腸内フローラの異常を改善できる可能性があります。潰瘍性大腸炎の症例でも、低脂肪高食物繊維食をとることで、炎症が改善し腸内フローラの異常も改善されたという報告があります[14]。今後、さらに研究がすすむことが期待されます。

プロバイオティクスの有効性は？

プロバイオティクスは、抗菌薬を使用した際の下痢（第3章12［151ページ］参照）や慢性の下痢など、さまざまな下痢に有効だと考えられています。慢性の下痢では、腸内フローラの異常が認められるという多数の報告があります[1]。乳酸菌、ビフィズス菌、サーモフィルス菌を混合したプロバイオティクスを摂取することで、下痢型過敏性腸症候群の症状が改善したという報告があります[15]。日本国内でも、軟便の人に乳酸菌飲料を4週間摂取してもらうことで腸内フローラが変化し、排便頻度が減少して軟便が改善されたという報告があります[16]。

近年、日本で行われたTAILOR-IBS研究（過敏性腸症候群患者に対する個別化経口プレバイオティクスおよびプロバイオティクスサプリメントの主観的重症度への応用試験）[16]では、過敏性腸症候群の症例の便から腸内フローラを解析し、個人のプロファイルに応じて、アラビノガラクタン、グアーガム加水分解物（PHGG）、ペクチン、脱脂米ぬか、イヌリン、コーンスターチ、サイリウムのうちいずれかの食物繊維と、ビフィズス菌または乳酸菌と有胞子性乳酸菌（*Bacillus coagulans*）がプロバイオティクスとして提供されました。下痢型過敏性腸症候群の症例では、4週間後、腹痛の強さ、腹部膨満感、日常生活への支障などの症状が改善しました。まさにテイラーメイドの腸内環境改善です。将来的には、一人ひとりの症状に応じて、食物繊維、プロバイオティクスを使い分ける時代が到来するのかもしれません。

引用・参考文献
1) 日本消化管学会編．便通異常症診療ガイドライン2023：慢性下痢症．東京，南江堂，2023，80p.
2) Gralnek, IM. et al. The impact of irritable bowel syndrome on health-related quality of life. Gastroenterology. 119（3），2000, 654-60.
3) Singh, P. et al. Similarities in Clinical and Psychosocial Characteristics of Functional Diarrhea and Irritable Bowel Syndrome With Diarrhea. Clin. Gastroenterol. Hepatol. 18（2），2020, 399-405.
4) 齋藤忠夫．乳糖不耐について．畜産技術．798-Nov, 2021, 29-34.
5) Lacy, BE. et al. Bowel Disorders. Gastroenterology. 150（6），2016, 1393-407.
6) Zahedi, MJ. et al. Low fermentable oligo-di-mono-saccharides and polyols diet versus general dietary advice in patients with diarrhea-predominant irritable bowel syndrome : A randomized controlled trial. J. Gastroenterol.

Hepatol. 33（6）, 2018, 1192-9.
7) Moro, E. Two days Apple diet（raw grated apples）in diarrhea in childhood. Klin. Woch. 8, 1929, 2412.
8) Moro, E. Treatment of diarrhea by apple diet. Munchen. Med. Wehnschr. 78, 1931, 1661.
9) Hanes, D. et al. The gastrointestinal and microbiome impact of a resistant starch blend from potato, banana, and apple fibers : A randomized clinical trial using smart caps. Front. Nutr. 9, 2022, 987216.
10) Hyams, JS. et al. Apple juice. An unappreciated cause of chronic diarrhea. Am. J. Dis. Child. 139（5）, 1985, 503-5.
11) Serrano Fernandez, V. et al. High-Fiber Diet and Crohn's Disease : Systematic Review and Meta-Analysis. Nutrients. 15（14）, 2023, 3114.
12) Chiba, M. et al. Relapse-Free Course in Nearly Half of Crohn's Disease Patients With Infliximab and Plant-Based Diet as First-Line Therapy : A Single-Group Trial. Perm. J. 26（2）, 2022, 40-53.
13) Dong, LN. et al. Role of intestinal microbiota and metabolites in inflammatory bowel disease. Chin. Med. J.（Engl）. 132（13）, 2019, 1610-4.
14) Fritsch, J. et al. Low-Fat, High-Fiber Diet Reduces Markers of Inflammation and Dysbiosis and Improves Quality of Life in Patients With Ulcerative Colitis. Clin. Gastroenterol. Hepatol. 19（6）, 2021, 1189-99.
15) Skrzydło-Radomańska, B. et al. The Effectiveness and Safety of Multi-Strain Probiotic Preparation in Patients with Diarrhea-Predominant Irritable Bowel Syndrome : A Randomized Controlled Study. Nutrients. 13（3）, 2021, 756.
16) Matsumoto, K. et al. Effects of a probiotic fermented milk beverage containing Lactobacillus casei strain Shirota on defecation frequency, intestinal microbiota, and the intestinal environment of healthy individuals with soft stools. J. Biosci. Bioeng. 110（5）, 2010, 547-52.
17) Matsuura, N. et al. Effect of Personalized Prebiotic and Probiotic Supplements on the Symptoms of Irritable Bowel Syndrome : An Open-Label, Single-Arm, Multicenter Clinical Trial. Nutrients. 16（19）, 2024, 3333.

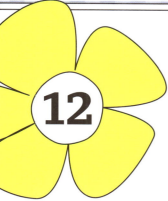

12 抗菌薬とプロバイオティクス

1 抗菌薬と一緒に処方されるプロバイオティクス

　扁桃腺炎や中耳炎、細菌性腸炎、腎盂腎炎などの感染症や、さまざまな手術の後に抗菌薬（かつては抗生物質といっていました）が処方されます。近年は、ヘリコバクター・ピロリ（*Helicobacter pylori*、ピロリ菌）の除菌の際にも抗菌薬を1週間内服します。

　日本では、ペニシリン系、セフェム系、マクロライド系、フルオロキノロン系などさまざまな抗菌薬が使用されています。抗菌薬を使用する際、乳酸菌などのプロバイオティクスが一緒に処方されることがあります。抗菌薬に耐性をもつ耐性乳酸菌などが使用されます。抗菌薬と一緒に、まるで当然のように処方されるプロバイオティクスですが、はたして効果はあるのでしょうか？

> プロバイオティクスに、はたして効果はあるのでしょうか？

2 抗菌薬関連下痢症

　抗菌薬を使用すると、腸内フローラを形成する一部の菌が減少し、腸内フローラのバランスが変化するため、下痢を発症することがあります。これを、抗菌薬関連下痢症（AAD）といいます。抗菌薬関連下痢症は、抗菌薬を投与された患者の5～35％にみられるといわれています[1]。抗菌薬使用後の下痢の原因としては、*C.difficile*（クロストリジオイデス・ディフィシル）感染症（第3章11［145ページ］参照）もあげられますが、腸内フローラの乱れ（dysbiosis）による下痢のほうがはるかに発生頻度が高いといわれています。

> *C.difficile* 感染症よりも、腸内フローラの乱れ（dysbiosis）による下痢のほうが、はるかに発生頻度が高いです

下痢を発症するのは、抗菌薬を使用した翌日の場合もあれば、2週間後の場合もあります。数日で軽快する場合もあれば、軽快するのに1ヵ月以上を要することもあります。高齢者、抗菌薬を2剤以上併用した場合、胃酸分泌を抑制するプロトンポンプ阻害薬を内服している場合は、とくに発症のリスクが高いと報告されています[2]。

　抗菌薬関連下痢症は、入院期間の延長[2]、死亡率の増加[3]、医療コストの増大[4]といった悪影響をおよぼします。また、下痢を発症することで、看護に要する時間が1日あたり51分ほど延長したと報告されています[2]（図1）。腸内フローラの変化のパターンによって、抗菌薬関連下痢症の症例の死亡率が異なる可能性があるという研究結果も報告されています[3]。

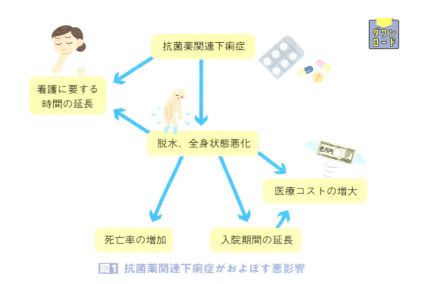

図1 抗菌薬関連下痢症がおよぼす悪影響

3 抗菌薬関連下痢症におけるプロバイオティクスのエビデンス

　抗菌薬関連下痢症へのプロバイオティクスの効果については、これまで多数の研究が行われてきました。成人の抗菌薬関連下痢症に関しては、42件の論文（患者11,305人）を用いてメタ解析が行われています[5]。プロバイオティクスを使用した場合の抗菌薬関連下痢症のリスク比は0.63（95%信頼区間0.54～0.73、$p < 0.00001$）で、プロバイオティクスを摂取することで抗菌薬関連下痢症を予防できるという強いエビデンスが得られました。

　このメタ解析のサブグループ解析で、プロバイオティクスを高用量で使用した群と低用量で使用した群を比較すると、高用量で使用した群のほうが抗菌薬関連下痢症を発症する

リスクが低いことがわかりました（リスク比 0.54、95％信頼区間 0.38 〜 0.76、p ＝ 0.0004）。個々の研究を紹介すると、乳酸菌を用いた研究[6]では、1.0×10^{11} CFU（1,000 億個）の乳酸菌を摂取した群の抗菌薬関連下痢症の発症率は 15.5％、その半分の 5.0×10^{10} CFU（500 億個）の乳酸菌を摂取した群の発症率は 28.2％、プラセボ群の発症率は 44.1％でした。乳酸菌とビフィズス菌を用いた研究[7]では、1.7×10^{10} CFU（170 億個）の菌を摂取した群の抗菌薬関連下痢症の発症率は 12.5％、4.2×10^{9} CFU（42 億個）の菌を摂取した群の発症率は 19.6％、プラセボ群の発症率は 24.6％（p ＝ 0.02）でした。日本国内でも、ヘリコバクター・ピロリの除菌を開始する前にミヤイリ菌（*Clostridium butyricum* MIYAIRI 588）を摂取する研究が行われています[8]。通常量の倍量摂取した群の抗菌薬関連下痢症の発症率は 0％、通常量を摂取した群の発症率は 14％、摂取しなかった群の発症率は 43％で、通常量の倍量摂取した群では、便の偏性嫌気性菌数が有意に増加していました。

小児においても多数の研究が報告されており、いくつかの研究結果をまとめて解析したシステマティック・レビューだけでも 20 以上の報告があります[9]。もともと、小児のほうが抗菌薬使用後に下痢をしやすく、下痢によって重度の脱水となると全身状態が悪化するリスクが高いため、多くの研究が行われてきたのではないかと思います。小児の入院患者で抗菌薬を使用した場合、抗菌薬関連下痢症の発症率は 80％ほどになるという報告もあります[10]。

システマティック・レビュー、メタ解析で、小児においてもプロバイオティクスを摂取することで抗菌薬関連下痢症を予防できるという強いエビデンスが得られました（リスク比 0.37 〜 0.68）[11]。下痢の持続日数も、プラセボ群よりも 1 日短縮することができました。また、成人と同様に、高用量を使用した場合のほうが高い効果が得られる傾向が認められました。5.0×10^{9} CFU（50 億個）以上の菌を摂取した高用量群（患者 4,038 人）と、5.0×10^{9} CFU（50 億個）未満の菌を摂取した低用量群（患者 2,214 人）の結果を比較すると、高用量群でに抗菌薬関連下痢症の発症率は 8％、プラセボ群は 23％（リスク比 0.37、95％信頼区間 0.30 〜 0.46、p ＝ 0.06）だったのに対して、低用量群では発症率は 8％、プラセボ群は 13％（リスク比 0.68、95％信頼区間 0.46 〜 1.01、p ＝ 0.02）という結果が得られました[11]。

抗菌薬関連下痢症にプロバイオティクスは有効！
高用量のほうが効果を発揮する傾向があります

4 プロバイオティクスが抗菌薬関連下痢症を防ぐメカニズム（図2）

　抗菌薬関連下痢症では、おそらく腸管内の何百、何千、あるいは、それ以上の種類の菌がダメージを受け、減少している可能性があります。そうしたダメージを、1～数種類の菌で救うことができるのはなぜでしょうか？　じつはこれ、まだくわしくわからないことが多いかもしれません。

免疫の活性化
- IgA 産生
- NK 細胞活性上昇 など

腸管上皮細胞のムチン分泌

抗菌ペプチドの産生

腸内フローラの安定化
菌の多様性の維持

プロバイオティクスが抗菌薬関連下痢症になぜ有効なのかは、まだわからないことが多いのです

図2 プロバイオティクスが抗菌薬関連下痢症を防ぐメカニズム

　乳酸菌、ビフィズス菌などのプロバイオティクスは、免疫を活性化することにより有害菌の増殖を抑制する可能性が示唆されています。乳酸菌、ビフィズス菌[12]、酵母（*Saccharomyces boulardii*）[13]を摂取することにより、有害菌に対する抗体（IgA）の産生が増加したという研究があります。高齢者に乳酸菌を摂取してもらうことによって、循環ナチュラルキラー（NK）細胞の活性が増加したという報告もあります[14]。

　プロバイオティクスは、腸管上皮細胞からムチンの分泌や抗菌ペプチド（AMP）の産生を促進します[15]。こうした腸管上皮細胞との相互作用により、腸管の防御機能が強化されると考えられます。

　乳酸菌が感染による腸内フローラの変化を抑制し、菌の多様性を維持するのではないかという研究結果も報告されています[16]。

引用・参考文献

1) McFarland, LV. Antibiotic-associated diarrhea: epidemiology, trends and treatment. Future Microbiol. 3（5）, 2008, 563-78.
2) Elseviers, MM. et al. Prevalence and management of antibiotic associated diarrhea in general hospitals. BMC. Infect. Dis. 15, 2015, 129.
3) Choi, MH. et al. Dysbiosis of the gut microbiota is associated with in-hospital mortality in patients with antibiotic-associated diarrhoea : A metagenomic analysis. Int. J. Antimicrob. Agents. 64（5）, 2024, 107330.
4) Kamdeu Fansi, AA. et al. Savings from the use of a probiotic formula in the prophylaxis of antibiotic-associated

diarrhea. J. Med. Econ. 15 (1), 2012, 53-60.
5) Goodman, C. et al. Probiotics for the prevention of antibiotic-associated diarrhoea : a systematic review and meta-analysis. BMJ. Open. 11 (8), 2021, e043054.
6) Gao, XW. et al. Dose-response efficacy of a proprietary probiotic formula of Lactobacillus acidophilus CL1285 and Lactobacillus casei LBC80R for antibiotic-associated diarrhea and Clostridium difficile-associated diarrhea prophylaxis in adult patients. Am. J. Gastroenterol. 105 (7), 2010, 1636-41.
7) Ouwehand, AC. et al. Probiotics reduce symptoms of antibiotic use in a hospital setting : a randomized dose response study. Vaccine. 32 (4), 2014, 458-63.
8) Imase, K. et al. Efficacy of Clostridium butyricum preparation concomitantly with Helicobacter pylori eradication therapy in relation to changes in the intestinal microbiota. Microbiol. Immunol. 52 (3), 2008, 156-61.
9) Yang, Q. et al. Overview of systematic reviews of probiotics in the prevention and treatment of antibiotic-associated diarrhea in children. Front. Pharmacol. 14, 2023, 1153070.
10) McFarland, LV. et al. Comparison of pediatric and adult antibiotic-associated diarrhea and Clostridium difficile infections. World J. Gastroenterol. 22 (11), 2016, 3078-104.
11) Guo, Q. et al. Probiotics for the prevention of pediatric antibiotic-associated diarrhea. Cochrane Database Syst. Rev. 4 (4), 2019, CD004827.
12) Link-Amster, H. et al. Modulation of a specific humoral immune response and changes in intestinal flora mediated through fermented milk intake. FEMS. Immunol. Med. Microbiol. 10 (1), 1994, 55-63. Erratum in : FEMS. Immunol. Med. Microbiol. 12 (3-4), 1995, 273. Erratum in : FEMS. Immunol. Med. Microbiol. 12 (1), 1995, 83.
13) Qamar, A. et al. Saccharomyces boulardii stimulates intestinal immunoglobulin A immune response to Clostridium difficile toxin A in mice. Infect. Immun. 69 (4), 2001, 2762-5.
14) Gill, HS. et al. Dietary probiotic supplementation enhances natural killer cell activity in the elderly : an investigation of age-related immunological changes. J. Clin. Immunol. 21 (4), 2001, 264-71.
15) Vlasova, AN. et al. Comparison of probiotic lactobacilli and bifidobacteria effects, immune responses and rotavirus vaccines and infection in different host species. Vet. Immunol. Immunopathol. 172, 2016, 72-84.
16) Zhang, H. et al. Probiotics and virulent human rotavirus modulate the transplanted human gut microbiota in gnotobiotic pigs. Gut Pathog. 6, 2014, 39.

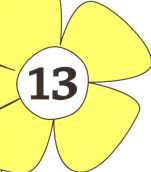

13 経腸栄養中の症例の下痢と食物繊維

1 経腸栄養の最大の合併症は下痢

　下痢は、経腸栄養中の症例の合併症でもっともよくみられるものです。ワタクシの講演で「経腸栄養で困っていることは何ですか？」というアンケートを行うと、そのほとんどが下痢に関する質問です。さまざまな報告をみると、経腸栄養中の症例での下痢の発症頻度は、文献や定義によっても異なりますが、20〜70％と考えられています[1, 2]。集中治療室（ICU）で経腸栄養を行う症例では、通常68％ほどが下痢を発症するといわれる一方で、一過性の下痢まで含めると、95％の症例が下痢を発症するという報告もあります[3]。

2 なぜ経腸栄養中の症例が下痢を発症するのか？

　経腸栄養中の症例の下痢には、さまざまな原因があります（表）[2]。経腸栄養の製剤、手

表 経腸栄養中の患者の下痢の原因（文献2を参考に作成）

経腸栄養の製剤、手技が原因
- 経腸栄養の投与速度が不適切（急速に注入されている）
- 栄養剤の浸透圧が高い
- 食物繊維の含有量が少ない栄養剤
- アレルギー（乳たんぱく、大豆たんぱくなど）
- 栄養剤の細菌汚染

経腸栄養以外の原因
- 抗菌薬関連下痢症（腸内フローラの乱れ [dysbiosis]）
- C.difficile 関連腸炎
- 薬剤（抗炎症薬・解熱鎮痛薬、がん化学療法、免疫抑制薬、α1遮断薬※、プロトンポンプ阻害薬）
- 乳糖不耐症（ラクターゼ活性の低下）
- 虚血性腸炎
- 慢性膵炎→脂肪性下痢
- 潰瘍性大腸炎やクローン病などの炎症性腸疾患
- 過敏性腸症候群
- 短腸症候群
- 副腎皮質機能低下症（Addison病）、副甲状腺機能低下症、肝硬変
- ウイルス性胃腸炎、細菌性腸炎（もち込み事例）

※前立腺肥大症の排尿障害などに使用される

技による問題もありますが、製剤や手技は問題なくても、抗菌薬関連下痢症（第3章12［151ページ］参照）、クロストリジオイデス・ディフィシル（*C.difficile*）関連腸炎（第3章11［145ページ］参照）など、経腸栄養以外の原因によるものも少なくありません。

 ## 経腸栄養自体が原因の下痢を防ぐ方法

経腸栄養自体が原因となる場合でもっとも多いのが、不適切な投与速度です。短時間で急速に注入されていないか確認する必要があります。胃内への投与の場合は200mL/h、十二指腸と空腸への投与の場合は100mL/hを超えないようにします。経腸栄養を開始する際は、下痢を発症することを考慮し、20～40mL/hの低速で経過を観察し、数日ごとに20mL/hずつ増やしていくこともあります。低速で経腸栄養を行うためには、経腸栄養ポンプを使用します。

栄養剤の浸透圧が高い、食物繊維の含有量が少ないなども下痢の原因となります。また、乳たんぱく、大豆たんぱくなどに対するアレルギーがある場合も、下痢を発症することがあります。

イリゲーター、投与ルートなどから栄養剤に細菌が混入し、下痢を発症することがないよう、イリゲーターを何度もくり返し使用することは避け、洗浄を適切に行うようにします。栄養剤をイリゲーターから投与する場合は8時間以内、RTH製剤では24時間以内に投与を終了するようにします[1]。

 ## 経腸栄養以外の原因による下痢の鑑別

適切な手技で経腸栄養を行っていても下痢を発症した際は、経腸栄養以外の原因による下痢の鑑別を行います。抗菌薬関連下痢症、*C.difficile*関連腸炎のほか、薬剤、乳糖不耐症、虚血性腸炎、慢性膵炎、炎症性腸疾患、過敏性腸症候群、その他の併存疾患などが原因となるかを検討します（第3章11［145ページ］参照）。

経腸栄養中の症例の下痢と食物繊維

経腸栄養中の症例の下痢に食物繊維が有効なのかという課題に対して、これまでたくさんの研究が行われてきました。

2008年に行われたメタ解析[4]では、ICU（8件）とそれ以外の病棟（8件）で行われたランダム化比較試験（RCT）のデータが解析されました（図1）[4]。ICU以外の症例では、食物繊維を追加することにより下痢が改善したという結果（オッズ比0.42、95%信頼区間0.25～0.72、P = 0.001、食物繊維あり185人、食物繊維なし183人）が得られま

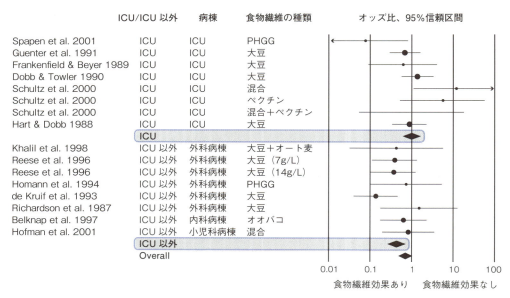

図1 食物繊維の経腸栄養中の下痢に対する有効性（2008年のメタ解析）（文献4より引用・改変）

したが、ICUでは食物繊維を追加することによる改善が証明されませんでした（オッズ比0.98、95％信頼区間0.62～1.56、P＝0.93、食物繊維あり153人、食物繊維なし162人）。ICUはさまざまな疾患、病態の症例が入室し、滞在期間もまちまちで、下痢の発症率も各RCTにより9～92％と不均一だったことが原因と考えられました。

　2015年には、新たな論文[5]を加えて再度メタ解析[6]が行われました（図2）[6]。しかしICUでは、経腸栄養中の下痢に対して食物繊維を追加することによる改善が証明されませんでした（オッズ比0.89、95％信頼区間0.41～1.92、P＝0.77、食物繊維あり195人、食物繊維なし181人）。ICU以外の症例では、2008年の結果同様、食物繊維を追加することによる改善（オッズ比0.31、95％信頼区間0.19～0.51、P＜0.01、食物繊維あり294人、食物繊維なし284人）が得られました。

　ICUで経腸栄養を行う症例の下痢に対して、食物繊維を追加することによって改善が得られるのかどうかはエビデンスが得られない状態が続いていましたが、2021年、さらに新たな論文[7]が追加され、メタ解析[8]が行われました（図3）[8]。この解析では、ほかの論文との不均一性の高い論文（図1中のグレー部分）を除外することで、ついに、ICUにおいても、経腸栄養中の下痢に対して食物繊維を追加することによる改善が証明されました（オッズ比0.64、95％信頼区間0.46～0.90）。最初に行われたメタ解析から13年をかけての達成です。しかも、解決の糸口となった2つの論文[5,7]は、いずれもアジアからの論文でした。

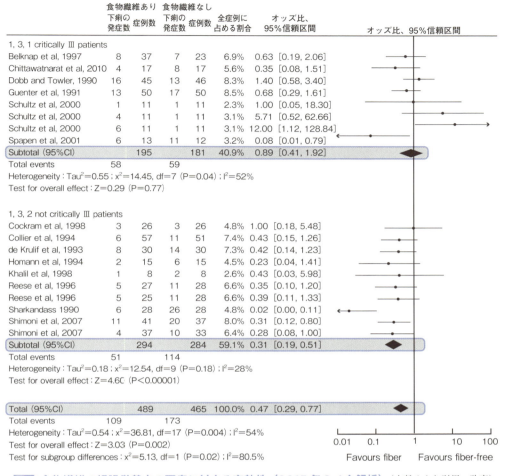

図2 食物繊維の経腸栄養中の下痢に対する有効性（2015年のメタ解析）（文献6より引用・改変）

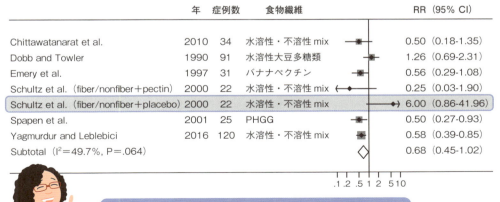

図3 食物繊維の経腸栄養中の下痢に対する有効（2021年のメタ解析、ICUのみ）（文献8より引用・改変）

6 経腸栄養で食物繊維を追加した際のデメリットは？

　経腸栄養を行う症例の下痢に、食物繊維の追加が有効であることは証明されました。では、食物繊維を追加した場合、消化器系の合併症や症例のアウトカムなどへの影響はないのでしょうか？

　2015年の論文[6]では、便秘、吐き気、嘔吐、腹部膨満感などについても解析しています。その結果、食物繊維を追加した群は、追加しなかった群と比較して便秘の頻度が減少する傾向がありましたが、有意差は認められませんでした。消化管通過時間は食物繊維を追加した群で短縮していました。吐き気、嘔吐、腹部膨満感などは有意差はありませんでした。また、腸内フローラの変化、腸管での短鎖脂肪酸（SCFA）の産生量などにも大きな変化はありませんでした。

　ICUの症例のデータを解析した2021年の論文[8]では、上記に加え、胃食道逆流、肺炎の発症率についても検討されましたが、食物繊維を追加した群と追加しなかった群を比較しても、有意な差は認めませんでした。

　現状では、経腸栄養を行う症例では、下痢の防止のため食物繊維を追加することが有効で、追加することにより有害反応が増加する危険性も少なく、安心して使用することができそうです。各メーカーから市販される栄養剤も、グアーガム加水分解物（PHGG）のほか、ペクチン[9]などの食物繊維を配合したものが増えています。

引用・参考文献

1) 日本静脈経腸栄養学会編. 静脈経腸栄養ガイドライン. 第3版. 東京, 照林社, 2013, 488p.
2) 吉田貞夫. 経管栄養中の下痢：原因とその対応. 月刊薬事. 64（5）, 2022, 956-60.
3) DeMeo, M. et al. Beneficial effect of a bile acid resin binder on enteral feeding induced diarrhea. Am. J. Gastroenterol. 93（6）, 1998, 967-71.
4) Elia, M. et al. Systematic review and meta-analysis : the clinical and physiological effects of fibre-containing enteral formulae. Aliment. Pharmacol. Ther. 27（2）, 2008, 120-45.
5) Chittawatanarat, K. et al. Mixed fibers diet in surgical ICU septic patients. Asia Pac. J. Clin. Nutr. 19（4）, 2010, 458-64.
6) Kamarul Zaman, M. et al. Fiber and prebiotic supplementation in enteral nutrition : A systematic review and meta-analysis. World J. Gastroenterol. 21（17）, 2015, 5372-81.
7) Yagmurdur, H. et al. Enteral nutrition preference in critical care : fibre-enriched or fibre-free? Asia Pac. J. Clin. Nutr. 25（4）, 2016, 740-6.
8) Cara, KC. et al. Safety of Using Enteral Nutrition Formulations Containing Dietary Fiber in Hospitalized Critical Care Patients : A Systematic Review and Meta-Analysis. JPEN. J. Parenter. Enteral Nutr. 45（5）, 2021, 882-906.
9) Maruyama, M.et al. Clinical Effects of a Pectin-Containing Oligomeric Formula in Tube Feeding Patients : A Multicenter Randomized Clinical Trial. Nutr. Clin. Pract. 35（3）, 2020. 464-70.

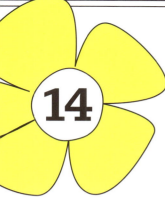

14 SIBOって？

1 SIBOとは

　お腹の調子が悪く、お腹が痛い、げっぷが出る、お腹が張っている、下痢、消化されていない便が出るといった症状が続くときはありませんか？ それ、SIBOかもしれません。
　SIBOとは、小腸細菌異常増殖症（small intestinal bacterial overgrowth）のことです[1〜3]。小腸内で、腸液1mLあたり1,000〜100,000個（10^3〜10^5CFU/mL）以上の細菌が増殖している状態で、小児から高齢者まで、あらゆる世代、性別の人が発症するリスクがありますが、とくに女性と高齢者に多くみられるといわれています[4]。通常、十二指腸から小腸上部の細菌数はそれほど多くありません。しかし、SIBOでは十二指腸から小腸上部でも細菌が増殖し、腹痛、腹部膨満、下痢などの症状をひき起こします（図）。
　SIBOの原因の一つは、小腸の蠕動低下です[5]。胃酸の分泌を抑制する薬剤、プロトンポンプ阻害薬（PPI）を内服している症例では、小腸の蠕動低下が起こりやすく、SIBOに罹

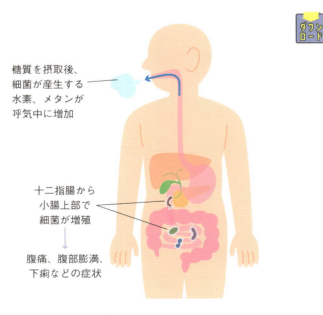

図　SIBOとは

161

患する可能性があるといわれています[6]。

過敏性腸症候群（IBS）の症例も、小腸の蠕動が低下しSIBOを発症することがあります[7]。そのほかにクローン病、潰瘍性大腸炎などの炎症性腸疾患、胃切除、胆嚢摘出、結腸切除、婦人科手術などの腹部の術後の症例[8]、慢性膵炎などもSIBOの原因となります。パーキンソン病、糖尿病、冠動脈疾患[9]、甲状腺機能低下症などの基礎疾患のある症例も、SIBOを発症しやすいと考えられています[1]。また、皮膚疾患、むずむず脚症候群（レストレスレッグス症候群）などが原因となることもあり、生活習慣との関連も示唆されます。

2 SIBOを診断するには

SIBOの診断を確定するには、内視鏡などで十二指腸液を採取し、培養検査を行い、細菌数が 10^3 CFU/mL 以上であることを確認します。しかし、SIBOを疑う全症例で十二指腸液を採取するのは侵襲を伴い、現実的ではありません。

75gのブドウ糖、または10gのラクチュロースを投与し、呼気中の水素、メタン、二酸化炭素を測定する検査が用いられることもあります。小腸内の細菌が糖質を分解し、発生した水素やメタンが高濃度に検出されれば、SIBOと考えられます。この検査で、90分以内に水素濃度が20ppm以上に上昇するか、メタンが120分以内に10ppm以上に上昇すると、SIBOと診断されます。腸内で増殖している菌の種類により、水素だけが検出される場合やメタンだけが検出される場合があるようです[10]。

しかし、このような呼気による検査も日本国内ではあまり一般的には行われません。実際の臨床では、SIBOの症状が認められるが、確定診断はできないという事例が多いのではないかと思います。それにしても、小腸の細菌が産生したメタンは、吐く息から検出されるんですね……。SIBOは口臭の原因にもなっているかもしれません……。

3 SIBOの治療

SIBOはどのようにして治療するのでしょうか？ 食物繊維やプロバイオティクスは使用したほうがよいのでしょうか？

抗菌薬による治療は？

SIBOの治療には、抗菌薬が使用されます。海外では、リファキシミンという抗菌薬が使用されます。日本では、リファキシミンは「肝性脳症における高アンモニア血症の改善」という用法でしか使用が認められていません。また、結核の治療薬であるリファンピシンと同系統のため、耐性結核菌をつくるリスクがあります。2023年の日本における結核罹患率は、人口10万人に対して8.1人です。米国、イタリア、ドイツなどでは、結核罹患

率は人口10万人に対して5人以下です。日本は、先進国のなかでは結核患者が多い国に該当します。したがって、日本では、リファキシミンのSIBOへの使用をなるべくは避けるべきかもしれません。

　SIBOを発症したクローン病の症例に対して、メトロニダゾール（しばしば*C.difficile*関連腸炎にも使用する薬剤）750mg/日、または、シプロフロキサシン1,000mg/日を投与した研究があります[11]。メトロニダゾール群では15例中14例（93％）が改善、シプロフロキサシン群は全例が改善し、いずれの群においても消化器症状の改善が認められたと報告されています。メトロニダゾール750mg/日はよいとしても、シプロフロキサシン1,000mg/日は用量も多く、耐性菌のリスクもあり、過剰ではないかと危惧されます。日本で使用されるシプロフロキサシンの錠剤は100～200mgですので、5～10倍の量です。シプロフロキサシンのようなフルオロキノロン系の抗菌薬は耐性菌をつくりやすいため、安易に使用されないように、院内感染対策委員会が監視する品目の一つです。

　以上のことを考慮すると、日本でSIBOに使用可能な抗菌薬は、メトロニダゾールくらいではないでしょうか。

プロバイオティクスでSIBOは改善する？

　抗菌薬による治療もさることながら、日本には、歴史のあるプロバイオティクス、L. パラカゼイ・シロタ株（*Lacticaseibacillus paracasei* strain Shirota）があります。おなじみの乳酸菌飲料に含まれている菌です。SIBOの症例に、この菌を含む飲料を投与した研究があります[12]。症例数は14例で、エビデンスレベルは高くありませんが、この菌を含む飲料を投与することで、9例（64％）が、呼気試験で水素濃度の上昇が認められなくなったと報告されています。しかし、残念ながら、腹痛、腹部膨満などの消化器症状の改善は乏しかったとのことです。プロバイオティクスでSIBOが改善するのか、また、逆に、症状を悪化させることはないのか、さらなる研究が必要です。

　成分栄養剤を使用することで、93例中74例（80％）で、呼気試験の結果が改善したという報告があります[12]。成分栄養剤は、食物繊維や脂質をほとんど含みません。もしかすると、SIBOの際は食物繊維の摂取をひかえるほうがよいのかもしれません。成分栄養剤を使用した研究結果はとてもよい成績ですが、アドヒアランスなどに課題があるようです。

そのほかに影響するものは？

　下痢の項目（第3章11［145ページ］参照）で、発酵性オリゴ糖などのFODMAPは、機能性下痢や下痢型過敏性腸症候群の症状を悪化させる可能性があると書きました。SIBOも、FODMAPの摂取で症状が増悪する可能性があります。発酵性食物繊維の摂取をひかえて、症状に変化があるか観察することも大切です。

胃酸の分泌を抑制する薬剤、プロトンポンプ阻害薬を内服している症例では、小腸の蠕動低下が起こりやすく、腸内フローラの変化が起こる可能性があるといわれています[13]。可能であれば、プロトンポンプ阻害薬をいったん中止、または減量してみることも検討すべきと思われます。

引用・参考文献

1) Rao, SSC. et al. Small Intestinal Bacterial Overgrowth : Clinical Features and Therapeutic Management. Clin. Transl. Gastroenterol. 10（10）, 2019, e00078.
2) 安藤朗. 小腸内細菌異常増殖症（SIBO）. カレントテラピー. 41（6）, 2023, 568.
3) 中島淳ほか. 小腸内細菌増殖症（SIBO）の病態と治療. 診断と治療. 110（7）, 2022, 881-5.
4) Choung, RS. et al. Clinical predictors of small intestinal bacterial overgrowth by duodenal aspirate culture. Aliment. Pharmacol. Ther. 33（9）, 2011, 1059-67.
5) Hoog, CM. et al. Findings in patients with chronic intestinal dysmotility investigated by capsule endoscopy. BMC Gastroenterol. 7, 2007, 29.
6) Jacobs, C. et al. Dysmotility and proton pump inhibitor use are independent risk factors for small intestinal bacterial and/or fungal overgrowth. Aliment. Pharmacol. Ther. 37（11）, 2013, 1103-11.
7) Posserud, I. et al. Small intestinal bacterial overgrowth in patients with irritable bowel syndrome. Gut. 56（6）, 2007, 802-8.
8) Rao, SSC. et al. Does colectomy predispose to small intestinal bacterial（SIBO）and fungal overgrowth（SIFO）? Clin. Transl. Gastroenterol. 9（4）, 2018, 146.
9) Fialho, A. et al. Association Between Small Intestinal Bacterial Overgrowth by Glucose Breath Test and Coronary Artery Disease. Dig. Dis. Sci. 63（2）, 2018, 412-21.
10) Rezaie, A. et al. Hydrogen and Methane-Based Breath Testing in Gastrointestinal Disorders : The North American Consensus. Am. J. Gastroenterol. 112（5）, 2017, 775-84.
11) Castiglione, F. et al. Antibiotic treatment of small bowel bacterial overgrowth in patients with Crohn's disease. Aliment. Pharmacol. Ther. 18（11-12）, 2003, 1107-12.
12) Pimentel, M. et al. A 14-day elemental diet is highly effective in normalizing the lactulose breath test. Dig. Dis. Sci. 49（1）, 2004, 73-7.
13) Kiecka, A. et al. Proton pump inhibitor-induced gut dysbiosis and immunomodulation : current knowledge and potential restoration by probiotics. Pharmacol. Rep. 75（4）, 2023, 791-804.

第3章 栄養指導に生かす 食物繊維・腸内環境のアレコレ

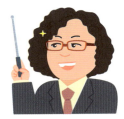

索引

数字・欧文

2型糖尿病	90
Blautia wexlerae	68, 98, 129
C.difficile 感染症	75, 146
DASH食	137
dysbiosis	39, 98, 125
FODMAP	147
LDLコレステロール（LDL-C）	32
LVEFの保たれた心不全（HFpEF）	112
LVEFの低下した心不全（HFrEF）	112
MIND食	137
SCFA	15
SIBO	76, 161

あ行

悪玉菌	36
悪玉コレステロール	32
アラビアガム	19
アルギン酸	20
アルツハイマー型認知症	136
胃がん	119
異質性（heterogeneity）	88
イヌリン	21
インスリン抵抗性	91
インスリン分泌能	91
易消化性炭水化物	10
エリート菌株	40
炎症性腸疾患	148
沖縄/北欧式ダイエット	82
オッズ比	84

か行

過敏性腸症候群	147, 162
感染性腸炎	145
キシラン	19
キシリトール	19
キチン	23
キトサン	23
機能性下痢	147
急性下痢	145
京丹後長寿コホート研究	55
虚血性腸炎	146
グアーガム	19
グルコマンナン	19
経腸栄養中の下痢	156
軽度認知障害（MCI）	135
血糖コントロール	92
抗菌薬	151
抗菌薬関連下痢症（AAD）	151
抗菌薬併用便移植	74
高血圧症	102
高血圧症の管理目標	102

さ行

細胞外小胞（EV）	99
サルコペニア肥満	127

子宮がん	123	糖質	10
システマティック・レビュー	86	動脈硬化	109
腫瘍内フローラ	125	毒素型食中毒	145
小腸内細菌異常増殖症	76, 161		
食道がん	121	**な行**	
食物繊維摂取量	56		
食物繊維の定義	10	難消化性炭水化物	10
シンバイオティクス	72	難消化性でんぷん	20, 26
心不全	112	乳がん	122
膵臓がん	121	乳糖不耐症	147
水溶性食物繊維	25	尿ナトカリ比	106
セカンド・ミール効果	29, 65	妊娠糖尿病	96
セルロース	12, 19	認知症	135
善玉菌	36	脳心血管疾患	109
前立腺がん	123	脳腸相関	42
全粒穀物	63	ノロウイルス	145
相乗的なシンバイオティクス	72		
相補的なシンバイオティクス	72	**は行**	
		パーキンソン病	131
た行		肺がん	122
		ハザード比	86
大腸がん	115	発酵	36
タイトジャンクション	53, 107, 132	発酵食品	69
短鎖脂肪酸	13, 15, 52	発酵性食物繊維	25
短鎖脂肪酸受容体	30	久山町研究	32
地中海式ダイエット	78, 137	非発酵性食物繊維	25
中性脂肪（TG）	32	肥満	127
通過菌	71	日和見菌	36
低栄養	112	ファイバーギャップ（fiber gap）	105
でんぷん	10		

フード・ピラミッド	78
フェルラ酸	138
フォレスト・プロット	86
ブドウ糖の吸収	28
腐敗	36
不溶性食物繊維	25
プレバイオティクス	70
プロテインファースト	66
プロバイオティクス	38, 68, 149
並行複発酵	37
ペクチン	20, 148
ベジタブルファースト（ベジファースト）	53, 66, 95
便移植（腸内フローラ移植）	46, 74
便秘の定義	139
北欧式ダイエット	81
ポストバイオティクス	70

ま行

慢性下痢	147
メタ解析	87
メタボリックシンドローム	128

や行

| 薬剤性の下痢 | 146 |
| 有機酸 | 13 |

ら行

酪酸菌	55
卵巣がん	123
リーキーガット症候群	53
リグニン	23
リスク比	85
レジスタントスターチ	20, 26

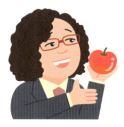

図表索引

第1章

1 食物繊維って？
　でんぷんの消化 …………… 11
　セルロースの構造と腸内細菌による分解
　　……………………………… 12
　腸内細菌による有機酸の産生 …… 13

2 食物繊維はエネルギーにならないの？
　食物繊維のエネルギー換算係数 …… 16

3 食物繊維の種類
　食物繊維の種類 …………… 18
　食物繊維を含む食材 ……… 19
　セルロース ………………… 19
　セルロース以外のβグルカン …… 20
　側鎖のある多糖類（ガム） …… 21
　ペクチン …………………… 21
　イヌリン …………………… 22
　リグニン …………………… 22
　キチン ……………………… 23

4 食物繊維の水溶性・不溶性・発酵性って？
　食物繊維の分類 …………… 26
　難消化性でんぷんの分類 … 27

5 食物繊維は血糖上昇を抑制する？
　朝食前に食物繊維を摂取した際のセカンド・
　ミール効果 ………………… 29
　代謝を制御する短鎖脂肪酸受容体 …… 30

6 食物繊維は血清LDLコレステロールや中性脂肪の濃度を低下させる？
　食物繊維がLDLコレステロールや中性脂肪の濃度を低下させる作用 …… 34
　食物繊維がLDLコレステロールを低下させるメカニズム …… 34

7 腐敗と発酵？善玉と悪玉？腸内細菌研究のはじまりの物語
　おもなエリート菌株の機能 …… 40

8 脳腸相関ってどのようなもの？
　脳腸相関 …………………… 43

第2章

1 食物繊維が不足すると……
　食物繊維の不足によって起こる可能性のある問題 ………………… 51
　食物繊維が疾患、病態に与える影響 …… 51
　食物繊維と短鎖脂肪酸 …… 52
　リーキーガット症候群 …… 53

2 食物繊維は、とればとるほどよいの？
　日本人の食物繊維摂取量 … 56
　令和4年の日本人の野菜摂取量の平均 …… 57
　食物繊維摂取の目標値 …… 59

3 食物繊維を効率よく摂取したい
　レタス1個分の食物繊維は …… 61
　野菜、穀物に含まれる食物繊維の量 …… 62

169

4 食物繊維を摂取するとよいタイミングがあるの？
　食物繊維を積極的に摂取しよう ………… 65

5 プロバイオティクス、プレバイオティクス、シンバイオティクスとは
　プロバイオティクスの条件 …………… 69
　代表的なプロバイオティクス ………… 71
　相補的なシンバイオティクスと相乗的なシンバイオティクス ………………………… 72

6 便移植って、まさか……？
　便移植の投与ルート …………………… 74
　凍結乾燥（lyophilized）カプセルのつくりかた ……………………………………… 75

7 スゴいゾ！地中海式ダイエット
　地中海式ダイエットの食事摂取の目安 - 78
　地中海式ダイエットのフード・ピラミッド ……………………………………………… 79
　地中海式ダイエットの順守度の指数（トリコポウロウ指数）…………………… 79
　地中海式ダイエットのエビデンス ……… 81

8 統計的データの見方
　熱中症患者と海水浴の関係 …………… 84
　日焼けと日焼け止め使用の関係 ……… 85
　フォレスト・プロットの1例 ………… 87

第3章

1 2型糖尿病と食物繊維・腸内環境
　高齢者の疾患、病態と予防、治療に有用な栄養素 ………………………………… 91
　加齢とインスリン抵抗性、インスリン分泌能 ………………………………………… 92
　糖尿病（1型も含む）患者における食物繊維のHbA1cへの効果 ……………… 93
　糖尿病（1型も含む）患者における食物繊維の効果 …………………………… 94
　糖尿病（1型も含む）患者における食物繊維摂取による死亡リスクの改善 ………… 95
　食物繊維を含む食品の摂取と2型糖尿病の発症率 ……………………………… 97
　飲料と2型糖尿病の発症率 …………… 97
　Blautia wexlerae が肥満の人や2型糖尿病患者の腸内で減少 …………………… 98
　🧠 細菌の細胞外小胞の人体への影響 ……… 99

2 高血圧症と食物繊維・腸内環境
　世界の男女別要因別の死亡数 ………… 103
　日本の要因別の死亡数 ………………… 104

3 脳心血管疾患の予防と食物繊維・腸内環境
　食物繊維の摂取量と脳心血管疾患のリスク ……………………………………… 110
　全粒穀物、野菜、くだもの、豆類の摂取量と脳心血管疾患のリスク …………… 110
　🧠 食物繊維が脳心血管疾患のリスクを低下させるメカニズム …………………… 111

170

5 大腸がん予防と食物繊維・腸内環境
食物繊維による大腸がん発症リスク低下のメカニズム ……………………………… 116

6 さまざまながんの予防と食物繊維・腸内環境
部位別のがん罹患数 …………………… 120
食物繊維摂取が発症リスクを低下させる可能性のあるがん ………………………… 124

7 肥満防止と食物繊維・腸内環境
食物繊維の摂取とメタボリックシンドロームの発症リスク ………………………… 128
食物繊維が体重を減少させるメカニズム ……………………………………………… 129

8 パーキンソン病と食物繊維・腸内環境
黒質の位置 ……………………………… 131
腸内環境の悪化がパーキンソン病の原因？ …………………………………………… 133

9 認知症と食物繊維・腸内環境
MIND食 ………………………………… 137
泡盛の古酒（クース）がおいしいのはフェルラ酸のおかげ …………………………… 138

10 便秘と食物繊維・腸内環境
慢性便秘症の診断基準（Rome-IV診断基準より翻訳作成） ……………………… 140
ブリストルスケール …………………… 140
慢性便秘症の分類 ……………………… 142
便秘の原因と適した食物繊維 ………… 144

11 下痢と食物繊維・腸内環境
おもな下痢の原因 ……………………… 146

12 抗菌薬とプロバイオティクス
抗菌薬関連下痢症がおよぼす悪影響 … 152
プロバイオティクスが抗菌薬関連下痢症を防ぐメカニズム ……………………… 154

13 経腸栄養中の症例の下痢と食物繊維
経腸栄養中の患者の下痢の原因 ……… 156
食物繊維の経腸栄養中の下痢に対する有効性（2008年のメタ解析） ……………… 158
食物繊維の経腸栄養中の下痢に対する有効性（2015年のメタ解析） ……………… 159
食物繊維の経腸栄養中の下痢に対する有効性（2021年のメタ解析、ICUのみ） …… 159

14 SIBOって？
SIBOとは ……………………………… 161

▶▶ダウンロード方法は次のページをチェック！

資料ダウンロード方法

本書の資料は、WEB ページからダウンロードすることができます。以下の手順でアクセスしてください。

■**メディカ ID（旧メディカパスポート）未登録の場合**

メディカ出版コンテンツサービスサイト「ログイン」ページにアクセスし、「初めての方」から会員登録（無料）を行った後、下記の手順にお進みください。

https://database.medica.co.jp/login/

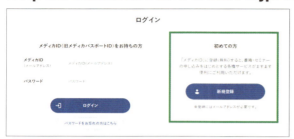

■**メディカ ID（旧メディカパスポート）ご登録済の場合**

①メディカ出版コンテンツサービスサイト「マイページ」にアクセスし、メディカ ID でログイン後、下記のロック解除キーを入力し「送信」ボタンを押してください。

https://database.medica.co.jp/mypage/

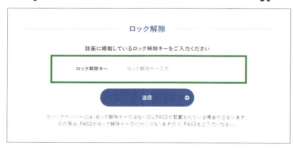

②送信すると、「ロックが解除されました」と表示が出ます。「ファイル」ボタンを押して、一覧表示へ移動してください。

③ダウンロードしたい資料のサムネイルを押すと「ダウンロード」ボタンが表示され、資料のダウンロードが可能になります。

ロック解除キー　6WQMs2y

＊WEB ページのロック解除キーは本書発行日（最新のもの）より 3 年間有効です。有効期間終了後、本サービスは読者に通知なく休止もしくは終了する場合があります。
＊メディカ ID・パスワードの、第三者への譲渡、売買、承継、貸与、開示、漏洩にはご注意ください。
＊ロック解除キーの第三者への再配布、商用利用はできません。データは研修ツール（講義資料・配布資料など）としてご利用いただけます。
＊図書館での貸し出しの場合、閲覧に要するメディカ ID 登録は、利用者個人が行ってください（貸し出し者による取得・配布は不可）。
＊雑誌や書籍、その他の媒体および学術論文に転載をご希望の場合は、当社まで別途お問い合わせください。
＊データの一部またはすべての Web サイトへの掲載を禁止します。
＊ダウンロードした資料をもとに作成・アレンジされた個々の制作物の正確性・内容につきましては、当社は一切責任を負いません。

著者紹介

吉田貞夫 (よしだ・さだお)

ちゅうざん病院副院長／
沖縄大学健康栄養学部客員教授／
金城大学客員教授

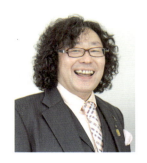

[略歴]

平成3年	筑波大学医学専門学群卒。医師免許取得。
平成5年	筑波大学大学院博士課程医学研究科で『胆道がんの遺伝子変化』を研究。国内のみならず、タイ王立がんセンター、コーンケン大学とも共同研究。米国ハーバード大学『腫瘍微小循環、血管新生と転移』研修コース修了。
平成8年	米国のがん研究の専門誌『キャンサー・リサーチ』に投稿した論文で、筑波大学大学院医学研究科最優秀英論文賞受賞。
平成9年	医学博士。
平成15年	日本外科学会外科専門医。
平成26年	金城大学客員教授、日本栄養経営実践協会理事、日本臨床栄養学会認定臨床栄養指導医。
平成27年	日本静脈経腸栄養学会（現 日本栄養治療学会）指導医、日本病態栄養学会病態栄養専門医研修指導医。
平成30年	ちゅうざん病院副院長（現職）。
令和4年	「骨格筋量推定システム、骨格筋量推定装置、データベース装置及びプログラム」で特許を取得（特許第7113121号）。
令和5年	沖縄大学健康栄養学部管理栄養学科客員教授も兼任。
令和6年	『患者に話したくなる「たんぱく質」のすべて』（メディカ出版）、『45歳過ぎたらたんぱく質の朝ごはん』（宝島社、TJ MOOK）を出版。『モーニングショー』（テレビ朝日）にスタジオ生出演。
令和7年	『これですぐ始められる！ GLIMで低栄養診断 徹底解説』（三輪書店）、『パズルで紐解く 病態別栄養療法』（じほう）を出版予定。

[著書]

高齢者を低栄養にしない20のアプローチ：「MNA®（簡易栄養状態評価表）」で早期発見 編著（メディカ出版、2017年）
認知症の人の摂食障害 最短トラブルシューティング 編著（医歯薬出版、2014年）
高齢者の栄養スクリーニングツール MNAガイドブック 分担執筆（医歯薬出版、2011年）
その他、執筆多数。

"ちょい足し"栄養指導
患者に話したくなる「食物繊維・腸内環境」のすべて

2025年2月20日発行　第1版第1刷

著　者　吉田 貞夫
発行者　長谷川 翔
発行所　株式会社メディカ出版
　　　　〒532-8588
　　　　大阪市淀川区宮原3-4-30
　　　　ニッセイ新大阪ビル16F
　　　　https://www.medica.co.jp/
編集担当　富園千夏／西川雅子
編集協力　芹田雅子
装　幀　創基 市川竜
本文イラスト　中村恵子
組　版　稲田みゆき
印刷・製本　株式会社シナノ パブリッシング プレス

© Sadao YOSHIDA, 2025

本書の複製権・翻訳権・翻案権・上映権・譲渡権・公衆送信権（送信可能化権を含む）は、（株）メディカ出版が保有します。

ISBN978-4-8404-8764-1　　　　Printed and bound in Japan

当社出版物に関する各種お問い合わせ先（受付時間：平日9：00〜17：00）
●編集内容については、編集局 06-6398-5048
●ご注文・不良品（乱丁・落丁）については、お客様センター 0120-276-115